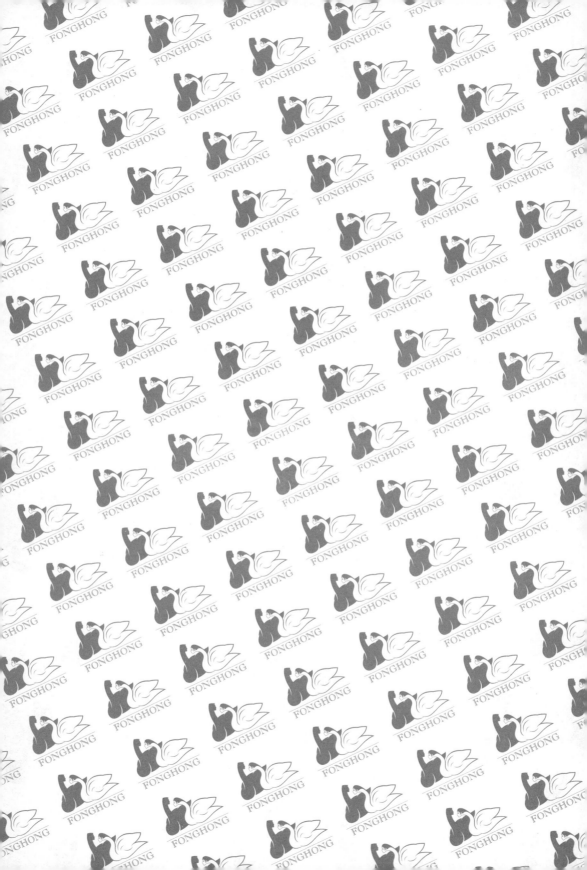

如果医生得了肠胃病

王 勇 夏志伟

主编

江苏凤凰科学技术出版社

图书在版编目(CIP)数据

如果医生得了肠胃病/ 王勇，夏志伟主编. —南京：
江苏凤凰科学技术出版社，2015.1
ISBN 978-7-5537-2265-8

Ⅰ.①如… Ⅱ.①王…②夏… Ⅲ.①胃肠病－防治
Ⅳ.①R57

中国版本图书馆CIP数据核字(2015)第024534号

如果医生得了肠胃病

主　　　编	王　勇　夏志伟	
责 任 编 辑	孙连民	
全 案 策 划	安雅宁	
特 约 编 辑	周小诗　赵　娅	
责 任 校 对	郝慧华　郭慧红	
出 版 发 行	凤凰出版传媒股份有限公司	
	江苏凤凰科学技术出版社	
出版社地址	南京市湖南路1号A楼　邮编：210009	
出版社网址	http://www.pspress.cn	
经　　　销	凤凰出版传媒股份有限公司	
印　　　刷	三河市金元印装有限公司	
开　　　本	700mm×1000mm　1/16	
印　　　张	16.5	
字　　　数	186千字	
版　　　次	2015年4月第1版	
印　　　次	2015年4月第1次印刷	
标 准 书 号	ISBN 978-7-5537-2265-8	
定　　　价	32.00元	

图书如有印装质量问题，可随时向我社出版科调换。

作者序一
用知识搭设健康之桥

老子云："福兮祸所倚，祸兮福所伏。"近年来，我国经济飞速发展，人民的物质生活水平迅速提升。但是，高速的发展也给人们的身体健康带来隐患。例如，工业发展带来环境污染，致使我国北方雾霾天大幅增加，严重影响人们的身心健康。还有竞争带来的巨大工作压力，让很多年轻人吃饭和作息不规律、长时间不运动，甚至染上抽烟酗酒等恶习，亚健康人群日益扩大。

长期在这样的环境下生活，身体总有一天难以承受，最终的结果就是生病。遗憾的是，我国人口众多，目前的医疗资源远远无法满足所有患者的需求。有资料显示："中国的医药卫生总体水平被世界卫生组织排在第144位，而卫生公平性竟被排在第188位，全世界倒数第4位。这与我国的大国地位、与我国飞速发展的经济状况，以及与我国的国家性质相差甚远，医药卫生事业的严重滞后已成为我国社会发展的瓶颈。"[1]

从医疗现状上看，各家大型医院人满为患，诊室内人头攒动，患者往往经历数小时等待却只能换来医生的寥寥数语。而医生们呢？也异常辛苦。他们加班加点、周末无休，依然忙得不可开交，更有甚者，我们经常听到医生们英年早逝的噩耗。

---

[1]《中国卫生公平性被排全世界倒数第4位》,《南方日报》，2007年3月12日。

医生并非不想对每一位患者做出详细的病情分析和完备的指导，但有太多患者在等候，平均到每一位患者身上的有限的时间，让医生们只能止步于给出诊疗意见和用药指导。且因人口基数大、医生数量有限、国家投入有限等客观因素，此情况将长期存在。

如何解决这种情况？许多有识之士都在思考。这套书的编写也正基于此考虑。我们旨在通过文字，搭设一座医生与患者沟通的桥梁，将医生没来得及在诊室内条分缕析、详细阐述的话写在纸上，为您提供疾病预防、就医指南、日常护理等方面的详细内容，让书中的知识如同家庭医生一般陪伴您左右，守护您的健康。

这套书在内容上有三大特点：

1. 以通俗易懂的科普方式，讲解疾病的成因及治疗原理等问题。通过阅读，您将了解疾病的起因，明白如何通过改变自己的生活方式与疾病抗争。

2. 书中特别讲解了慢性疾病防治办法，将慢性疾病的防治渗透到您的日常生活中，时时刻刻守护您的健康。

3. 书中强调了日常健康管理的重要性。通过阅读，您能及早发现生活中的健康隐患，并及时改正，从而提高生命质量。

这套书包含了笔者多年丰富的健康管理经验和临床经验，希望能为您打开一扇通往健康的门。更希望阅读这套书的过程，是医生与患者进行的一次关于健康、医患关系、生命的意义的深度交流，能为守护患者的健康、化解僵硬的医患关系尽一份绵薄之力。

王勇

2015 年 1 月

作者序二
养好肠胃，与健康相伴一生

日常生活中，每当我们自己或者身边的人肠胃不舒服时，大家的反应一般是——"一定是吃了什么不对的东西，好好休息一下应该就会好"。除非碰到急性阑尾炎那种难以忍受的疼痛，否则很少有人会追究自己为什么突然间肠胃不舒服。反正"人吃五谷杂粮，哪儿能不生病"，反正"十人九胃，肠胃有点小毛病也很正常"。因此，很多人并不重视肠胃，更不会定期检查肠胃，这也正是我国肠胃疾病发病率居高不下的原因所在。

如果把人体比喻为一个城市，那么，肠胃就是最大的营养生产中心，若这个中心生产不出足够的、合格的营养，那么整个城市都要挨饿。可见肠胃对于人体健康所起的作用是何等的重要，一旦肠胃运作不顺畅，身体各部分都会处于一种"饥饿"的状态，长期下去，必将导致体内活动的活跃程度降低，身体整体素质下降，甚至各种疾病也会相继出现。

现在，越来越多的人已经意识到，提高自身免疫力是预防流行性疾病的重要手段，但是大家却不知道，肠胃健康对提高自身免疫力很重要，肠胃不仅是营养吸收器官，还是人体最大的免疫器官。除了皮肤以外，与外界物质接触最多的就是我们的肠胃。人的一生中，大约有近30吨的营养物质和5万多升的液体会通过胃肠道，这些物质中可能夹杂着数以亿万计的病毒、细菌等有害物。因此，一旦肠胃不适，不能正常发挥免疫作用，许多疾病就会乘虚而入。所以，如果你真的关心自己的健康，就先给予自己的肠胃更多关爱吧。

大家可不能小看肠胃方面出现的问题。往小了说，如果我们肠胃不好甚至已经有了肠胃方面的疾病，饮食首当其冲地受到影响，都说民以食为天，美食当前但不能放开了吃那可真是受罪；往大了说，肠胃是人体消化系统中最重要的器官，吃下的食物只有得到充分的消化和吸收，才能为我们的机体运转提供营养和能量。

作为普通人，想要自己的肠胃不出问题，保持健康，关键在于多了解我们的肠胃，以及肠胃方面的保健常识，将肠胃病的苗头提前扼杀。比如，我们可以通过学习来掌握身体出现哪些症状提示着肠胃有异常，甚至病变；哪些症状可以通过饮食运动来自我调养，哪些又是需要及时就医，让医生来诊断治疗的；日常生活中有哪些习惯对肠胃不好，是需要避免的；哪些习惯又是对肠胃及身体健康有益的，是需要坚持的。

作为医生，面对肠胃病患者，当务之急就是找出病因，对症下药，治好已经存在的病。"上医治未病"是每一个医生最高的追求，在治病过程中，我们都经常会给病人讲述与肠胃健康密切相关的日常保健知识，但是每天有那么多病人，分给每个病人的诊疗时间有限，医生来不及将应该注意的事项和应该掌握的知识全面地传达给每一个病人。也正是这个遗憾，促使我们写了这样一本书，把想告诉大家的，大家应该知道的，统统囊括进这本书里，希望借此给读者们带去福音，让每一个关心自己健康问题的朋友都能走出误区，掌握真正的健康之道。

夏志伟

2015 年 3 月

——— * ———

第五章 饮食调理
给肠胃最根本的养护·121

——— * ———

第六章 运动保健
让肠胃健康有活力·169

———— * ————

第七章 **日常调养**
构筑肠胃的健康屏障·195

———— * ————

第八章 **分而治之**
不同人群的肠胃保健重点·241

认识肠胃
要健康就要懂"肠识"

　　几乎每个人在一生中都会遇到大大小小的肠胃问题，小到便秘、腹泻、消化不良这些症状，大到慢性胃炎、胃溃疡、胃癌、直肠癌等疾病。但是，很多人并不重视肠胃方面的问题。其实，我们身体所需的营养以及整个身体的健康都与肠胃息息相关，而了解肠胃是怎样的，又如何影响着我们的健康，是我们获得由内而外的健康的第一步。

肠胃，人体的健康基石

—— * ——

俗话说，"人是铁饭是钢，一顿不吃饿得慌。"谁都知道，我们要维持一天的工作学习，必须靠吸收食物中的营养来补充脑力和体力的双重消耗，保证我们身体机能正常运转。那么，大家试想，如果我们身体中负责消化吸收的肠胃出了问题，这一切不就得不到保障了吗？哪怕我们吃遍山珍海味，肠胃不能帮助我们消化吸收，吃得再营养岂不也是白搭？所以，从现在开始，大家必须得把目光多多放在我们的肠胃问题上了，肠胃好身体才会真正健康。

肠胃属于消化系统，所以我们先从消化系统说起。摄取、转运、消化食物和吸收营养、排泄废物等是消化系统的主要功能，消化系统能为机体提供所需的物质和能量。然而，除了维生素、无机盐和水可以被人体直接吸收利用外，蛋白质、脂肪和某些糖类等物质是不能被机体直接吸收利用的，需要在消化管内把它们分解成结构简单的小分子物质之后，才能被机体吸收利用。食物在消化管内被分解成结构简单、可被吸收的小分子物质的过程，我们称之为消化，这些小分子物质透过消化管黏膜的上皮细胞进入淋巴液和血液的过程，就是吸收，而吸收后剩余的残渣部分，最终会通过大肠，以粪便的形式排出体外。

和动物相比，我们人类的消化吸收过程是相当复杂的，食物进入口腔之后，依次经过咽喉、食管、胃、小肠和大肠，需要通过消化系统各个器官间的协调合作，才能完成整个消化吸收的过程。其中，人体所必需的营养物质的最主要消化场所就是肠胃，下面我们就来对食物在肠胃中被消化吸收的过程做一个整体的了解。

我们先来看看胃。胃可以说是食物开始被消化的第一站。尽管在严格意义上，食物的消化是从口腔开始的，但是食物在进入口腔后，除了被短暂地咀嚼，停留时间很短，食物在口腔内以机械性消化为主，也就是食物只能被磨碎而已，基本上没有得到消化。而当食物进入胃后，就会立刻受到胃壁肌肉的机械性消化和胃部消化液的化学性消化作用，这才算是消化过程真正的开始。此时，胃液中的胃蛋白酶在胃酸参与下，将食物中的蛋白质初步分解，食物就会变成粥样的食糜，并多次少量地通过幽门向十二指肠推送，食糜经由胃进入十二指肠后，就会在小肠内进行下一步的消化。

在所有的消化器官中，小肠是最重要的，它是消化、吸收的主要场所。食物在小肠内会受到小肠的机械性消化以及小肠液、胰液和胆汁的化学性消化，各种营养物质逐渐地被分解成结构简单、易被吸收的小分子物质，在小肠内被吸收。所以，食物在通过小肠以后，基本就完成了消化，只剩下很难消化的食物残渣，通过小肠进入大肠。大肠几乎是没有消化功能的，但是大肠具有一定的吸收功能，可以吸收部分维生素、少量水和无机盐，大肠的主要作用是对食物残渣进行处理，最终形成粪便排出体外。

下面，我再把我们身体所需的三种最基本营养物质的消化吸收过程简单列举一下，让大家对肠胃的重要性有更进一步的了解：

淀粉：在通过口腔内时由唾液初步消化转化成麦芽糖，在小肠中由肠液及胰液转化为葡萄糖，最后全部被小肠毛细血管所吸收；

蛋白质：在胃中由胃液初步消化为蛋白胨，在小肠中由肠液及胰液消化水解为氨基酸，最后全部被小肠内的毛细血管吸收；

脂肪：在小肠中由肠液及胰液消化水解（胆汁可促进消化）为甘油和脂肪酸，有一小部分会被毛细血管吸收，而大部分则会被毛细淋巴管吸收。

由此，大家可以看出，如果没有肠胃的辛勤工作，不管我们吃得多好，营养物质都没有办法被消化吸收，也就没办法给我们的生命提供动力来源。所以，不要觉得和心脏、肝脏、肾脏等器官相比，那九曲十八弯的肠胃不那么重要，从某种意义上来说，肠胃才是人体健康的基石。

肠神经系统，藏在腹中的"第二大脑"

—— * ——

大脑是控制我们行为、思想和语言的人体中枢机构，负责接收外界对我们的各种刺激并做出回应。不过，大家知道吗？在我们的身体中还有另外一个"大脑"，它也能感知由大脑传来的悲喜，回应外界的刺激，它主要负责控制我们的肠道，偶尔也会和大脑协调控制胃肠道的工作，这就是我们的肠神经系统。是不是有些不可思议？肚子深处的肠神经系统竟然如此智能。看完下面的内容，你就能了解这个神奇的"第二大脑"了。

肠胃的重要性我已经反复提及了，相信大家也都已经有所了解。人体所需要的营养物质99%都由肠胃消化并吸收，同时肠胃也是人体最重要的一部分免疫系统，我们全身60%～70%的淋巴结分布在肠道内，这部分免疫系统所生产的免疫球蛋白A（也就是IgA），占人体所生产免疫球蛋白的60%。同时肠道免疫系统的精致程度也超过了我们的想象，它能够非常精准地排除病原菌，辨别出有益菌及食物，正常状态下，它能够分辨、吸收大量食物成分，且不会引发过敏反应。那么，究竟是什么在支配着肠道进行如此精密复杂的工作？是大脑吗？

答案是我们神奇的"第二大脑"——肠神经系统。肠神经系统由胃肠道壁内的神经成分组成，是一个独立整合的复杂网络，包括胃肠道的黏膜下神经丛和肠肌神经丛的神经节细胞、中间联结纤维以及从神经丛发出供应胃肠道平滑肌、腺体和血管的神经纤维，它遍布整个肠道，具有调节控制肠道的功能。它在结构和功能上跟中枢神经系统类似，但又具有相对独立性，我们的肠道运动主要受这个自主的肠神经系统调节，而跟大脑和中枢神经系统没有很大的关系。正因为如此，我们说肠神经系统是支配肠道的人体"第二大脑"。

我们的这个"第二大脑"，不仅负责消化吸收食物，还会对身体接收到的信息如外界刺激、声音和颜色有所反应。想不到吧？这个藏在我们肚子里的"大脑"，对人的情绪情感都有着敏锐的感知力。科学家研究发现，在成长过程中经历过离别或失去亲人等伤痛的人，长大以后会更加容易患肠胃疾病。有数据显示，70% 的慢性肠胃病患者，在儿童成长期都经历过父母离婚、与亲友分别或者亲人去世等悲伤的事情。这样看来，我们的悲伤情绪不但被肠神经系统所感知，而且还会引发肠胃的健康问题。

我们的肠神经系统相对独立于大脑，监控着肠道的活动以及消化吸收过程，比如观察食物特点、调节消化速度的快慢，加快或者减缓消化液的分泌等，同时，这套肠神经系统还通过迷走神经与大脑联系在一起。肠神经系统能下意识地完整储存身体对所有心理过程的反应，而且每当我们需要时，它就可以将这些信息调出并传递给大脑，与大脑进行信号交换。于是，肠神经系统也就具有了大脑的一些认知，能感觉到肉体的伤痛和心情的悲痛并做出一定的反应。

所以，如果人患了焦虑症、忧郁症以及帕金森病等疾病，都会引发肠胃出现异样的症状。举一个最简单的例子，心情不好时，我们就会胃口不好，对不对？惊吓过度或激动万分时，肠胃容易产生痉挛，对不对？这可不仅仅是大脑发出的指令，也包括肠神经系统根据自己的感受向肠胃发出的指令。

作为肠道的总开关，我们的肠神经系统非常强大，它能分析成千上万种化学物质的成分，让人体免受各种毒素的侵害。当毒素进入肠胃时，肠神经系统就会最先察觉，立即向大脑发出警告信号，身体就会立刻意识到肚子里有毒素存在，接着就会采取行动，如呕吐、痉挛或排泄。假如我们出现了这些症状，一般来说，就是体内遭到毒素侵袭，而肠神经系统在向我们发出警告呢。

说了这么多，相信大家对肠神经系统的作用和重要性已经有所了解，正因为有了肠神经系统，我们的肠胃也有了自己的"脾气"，能在脑神经和肠神经系统的共同调节下感知悲喜，会因为我们的情绪波动而产生反应。因此，为了我们的健康，我们要从内心开始重视自己的肠胃，关心自己的肠胃，用积极的态度和行动来养护肠胃，而不是流于形式。

胃，储存食物的"粮仓"

—— * ——

从字形上来看，胃，人身体中的农田，而田就是承受五谷之土，根据我国农业立国的历史来说，农田是我们国家的根本，那么胃相应也就是我们身体的核心部分，对于身体健康的意义自然不言而喻。不过，经我的观察，如此重要的部位却很少有人给予它应得的重视，甚至没有足够的了解。

大家可以回想下，有没有暴饮暴食过？有没有冷天吃冰淇淋？有没有猛灌饮料过？有没有吸烟酗酒的恶习？有没有熬夜过？没错，这些行为都是在对胃进行虐待。其实，除了这些，关于胃还有很多你应该知道却并不在意的知识。

首先，我们来准确地认识下胃到底在哪儿。胃的位置在人体的胸骨剑突的下方，肚脐上部，略微偏左。它的位置、形态、大小因人而异，主要由体型和肌张力决定，而且会随着我们的体位和胃自身的充盈程度而变化。当我们躺着的时候，胃的位置比较高，当我们站着时，位置比较低，在胃过度充盈的时候，它的位置还可以到达肚脐以下。

我们已经讲了，胃的形状是会变化的，但大体来说，人的胃是一个蚕豆形肌性空腔脏器，它主要包括三部分：贲门、胃体和胃窦。食物通过能开闭的环状肌肉（括约肌），从食管进入胃部，这个括约肌可以有效防止胃内容物反流，食物到达胃体后，胃通过收缩蠕动来搅磨食物，使食物与胃液充分混合并进行消化。

相对于小肠，胃的消化吸收功能并不强，只有少数几种物质，比如酒精和阿司匹林能被胃直接吸收，但也只是少量吸收。它的主要功能是储藏食物，并且把大块食物研磨成小块，初步将食物中的大分子降解成较小的分子，以便于进行下一步的消化吸收。

不过，别因为我们的胃像个模样笨拙的大口袋，而且消化功能也不强就小瞧它。事实上，胃体表面的细胞可以分泌三种有着重要作用的物质：黏液、盐酸和胃蛋白酶原。

首先，黏液具有保护作用，它覆盖在胃的表面，可以使胃免受盐酸和酶的损伤。不管黏液层因任何原因遭到破坏，比如幽门螺杆菌感染或阿司匹林导致黏液层损伤，都会引发胃溃疡。其次，盐酸会在胃里形成一种高酸环境，胃内的高酸环境可以消灭大多数细菌，成为一道可以抵御感染的屏障，同时，这种高酸环境是胃蛋白酶分解蛋白所需要的。胃蛋白酶由胃蛋白酶原活化而来，它能分解食物中大约 10% 的蛋白质，还是唯一能分解胶原蛋白的酶。

胶原蛋白是一种蛋白质，是肉食的一种主要成分。很多女孩子为了保持皮肤的光滑和弹性，都会补充胶原蛋白，可是假如没有胃蛋白酶，补再多胶原蛋白都没用，因为根本不能被吸收。

在传统中医理论中，胃是六腑的一员，和五脏中的"脾"为表里，运动特点是主通降，特性是喜润恶燥。中医认为，胃的主要生理功能是受纳和腐熟水谷，现在我来给大家简单解释一下。

所谓"受纳"，也就是接受和容纳。"水谷"，也就是我们吃喝的饮食物。胃主受纳，就是说胃在整个消化道中主要起着接受和容纳饮食物的作用。这种"纳"，不仅是容纳，还有主动摄入的意思，所以也称为"摄纳"。胃能主动摄纳，主要是依赖胃气的作用，胃气的主要作用是"通降"，也就是让饮食下行，食下则胃空，在这种状态下，胃才可以接纳饮食，人也就会产生食欲。假如胃出毛病了，不能"通降"，食物不能顺利进入十二指肠，而是满满地堆在胃里，我们就会没胃口，茶饭不思，无法"摄纳"。

而"腐熟"，是指胃对食物进行初步消化，让食物形成"食糜"的作用过程。胃在接受了水谷以后，通过腐熟作用进行初步消化，把水谷变成食糜，也就是一种更易于转运吸收的状态。接下来，食糜再传入小肠，在脾的运化作用下，精微物质被小肠消化吸收，化生气血，营养全身。所以，中医也把胃称为"水谷之海"。

胃的这种受纳腐熟功能是非常重要的，因为胃的受纳腐熟，是小肠的受盛化物和脾主运化的前提条件。人体精气血津液的产生，直接源于水谷，而胃作为接纳水谷之海，在一定程度上也就成了气血生化的源头。胃功能强健，那么机体也就气血充足，反之，人就显得没有精气神，也特别容易出现百病丛生的现象，因此，打好"保胃战"对于每个人的健康来说都很关键。

小肠，营养的"集散地"

——— * ———

食物在胃里完成初步的消化之后，下一站就来到了小肠，别看小肠带有一个"小"字，事实上它所起的作用大着呢。我们吃下去的食物主要是在小肠内被消化分解，大部分的营养物质也正是先通过小肠的吸收，进而输送至全身各个器官组织，我们的身体这才能获得动力、保持活力，应付日常的各种消耗。

前面我们已经提到过，相信大家应该有所了解，小肠的主要作用是消化并吸收食物中的营养成分，下面我们再来了解小肠的位置和结构。小肠的上端接幽门跟胃相连，下端通过阑门跟大肠紧紧相连，小肠的结构可以分成三部分：十二指肠、空肠、回肠。

在小肠的这三部分中，相信大家对十二指肠会更熟悉一点，因为"十二指肠溃疡"是一种常见病。为什么叫十二指肠呢？这是因为十二指肠的长度，大约相当于我们 12 个手指的宽度总和，大约 24 厘米。空肠，大约占小肠总长度的 60%，回肠则占大约 40%，所以，通常在外科手术中，我们认为小肠主要是由回肠和空肠组成的，因为十二指肠的长度对整个小肠而言，几乎是可以忽略不计的，这也就意味着，小肠的长度是相当可观的。

那么，小肠究竟有多长呢？如果大家对我们的人体构造稍有了解就会知道，小肠在我们的肚子里是九曲十八弯地盘旋着，严格说来，由于个体的差异性，展开后每个人的小肠总长度都是不同的，即便是同一个人，在不同情况下，小肠的总长度也存在着一定的差别，因为小肠的总长度还和肌肉紧张度有关。对于活着的人来说，由于肌肉紧张程度不同，成人的小肠长度在 3 ~ 6 米之间，占据的体积大约有半个篮球那么大，而人死了以后，肌肉处于松弛状态，小肠的长度会明显增加。

大家可以想象一下，即便是一根 6 米的细麻绳，盘成一堆也要占据相当大的体积，考虑到我们肚子的容量以及小肠所占据的体积，那么小肠一定是很细的。的确，小肠的平均直径只有 4 厘米，那么，这样一根细瘦的小肠能完成消化那么多食物的重任吗？大家不用担心，有了小肠绒毛和微绒毛，这个问题就不成问题了。

小肠壁的内表面有大量环形皱襞，皱襞上有很多绒毛状的突起，即小肠绒毛。食物之所以能够在小肠里被分解成可以被身体吸收的小分子物质，主要就是小肠绒毛的功劳，它是小肠里吸收营养物质的主要部位。小肠绒毛内部有平滑肌纤维、神经网、毛细血管网和毛细淋巴管等组织，其中平滑肌纤维的舒张和收缩，可以让小肠绒毛做伸缩运动和摆动，而通过小肠绒毛的运动，可以有效地加速血液和淋巴的流动，对吸收营养物质有很大的帮助。小肠是消化管中很长的一个器官，所以食物在小肠内停留的时间也会比较长，一般是 3 ~ 8 小时，这就为小肠消化吸收营养物质提供了充足的时间，可以让小肠绒毛们从容不迫地工作。

每条小肠绒毛的表面都有一层柱状上皮细胞，柱状上皮细胞顶端的细胞膜则又形成许多细小的突起，这就是微绒毛。这样一来，小肠黏膜上的环形皱襞、小肠绒毛以及每个小肠绒毛细胞游离面上的 1000～3000 根微绒毛，能够使小肠黏膜的表面积增加 600 倍，也就是总共 200 平方米左右。现在大家想想自家的房子有多大，就知道小肠黏膜的表面积有多大了。这么巨大的吸收面积，毫无疑问是有利于提高吸收效率的。再加上小肠绒毛内有很多毛细血管，而小肠绒毛壁和毛细血管壁都非常薄，仅仅由一层上皮细胞构成，这些结构特点都能使营养物质更容易被吸收并进入血液。所以，大家完全不必担心细瘦的小肠完不成任务。

同时，作为人体最重要的营养集散地，小肠并不是自己单打独斗的，它的工作是在身体其他消化器官的配合下完成的。小肠壁上有肠腺，能够分泌很多肠液，进入小肠腔里面，而肝脏分泌的胆汁、胰腺分泌的胰液，也是可以通过导管进入小肠腔内的。这些消化液一起努力，把胃送来的食糜变成乳状，再加上消化液中各种酶的作用，使食物中的淀粉最终消化水解为葡萄糖，蛋白质最终消化水解为氨基酸，脂肪最终分解为甘油和脂肪酸。接下来，各种对身体有益的营养成分会被小肠绒毛上的毛细血管吸收，直接进入血液，而食物残渣、无机盐和部分水分等借助小肠的蠕动被推入大肠，至此，小肠中的消化吸收过程就完成了。

在中医看来，小肠的主要作用是"受盛化物"。所谓"受盛"，也就是接纳，以器盛物，"化物"即变化、化生。小肠的"受盛化物"分别表现在以下两方面：一是指小肠要接受由胃下传的初步消化过的食物，起到容器的作用，即受盛；二是经过胃初步消化的食物，在小肠内会停留一定的时间，小肠再对其进一步消化吸收，将饮食水谷转化为精微和糟粕，即化物。

如果小肠的受盛功能失常，那么气机阻滞，就会出现腹部疼痛；如果化物功能失常，则会导致消化吸收功能减弱，出现腹胀、腹泻、便溏等病症。所以，这个"小字辈"的器官与我们的健康状况大大相关，一旦出现故障，不仅它自己遭罪，还会影响到我们身体的营养供给，大家可千万不能忽视它的存在。

大肠，人体的"垃圾中转站"

—— * ——

一看到"垃圾中转站"几个字，可能有些朋友就会觉得，那大肠应该没什么重要作用吧？大肠内部应该都是垃圾吧？事实可没这么简单。正因为大肠中大部分都是身体产生的垃圾，所以大肠才格外地重要。大家可以想象，在我们居住的城市中，垃圾如果堆积成山是不是就会腐烂发臭？空气是不是会被严重污染？那么如果身体内的垃圾没有及时排出，腐烂发臭而产生毒素，对我们身体健康的威胁该有多大！下面，我们就来看看大肠这个"垃圾中转站"是如何清除身体垃圾的。

看到这里，相信大家应该已经有了一个初步印象——大肠是消化吸收的最后一个环节，我们吃下的食物经过小肠的消化吸收后，会来到大肠里面接受最后的加工。大肠的位置是这样的，它的上端在阑尾处接小肠，下端连接肛门。它也可以分为三部分：盲肠、结肠、直肠，总长度大概有1.5米，直径大约6厘米。

食物离开小肠之后，最先来到盲肠，盲肠是食物从营养物到废物的过渡区。盲肠与小肠中的回肠相连，接口处的黏膜折成上、下两个半月形的皱襞，被称为回盲瓣，回盲瓣的主要作用是防止大肠内容物反流，同时控制食糜不至于过快流入大肠，也就是为了让食糜在小肠内得到更充分的消化和吸收。另外，盲肠还有一小段肠管，也就是阑尾，有7~9厘米那么长，最长也可达 28 厘米，后面我们会详细讲到它。

在食物通过盲肠之后，其中的营养成分已被全部吸收，剩下的"废旧物"就进入大肠中的结肠，并成为便料。人体的结肠按其所在位置和形态，可以分为升结肠、横结肠、降结肠和乙状结肠四部分。结肠主要是通过结节式的内壁，不断地蠕动，把肠腔内的便料推入下段肠道。在结肠区，肠内容物中的水分会被吸收一部分，所以，肠内容物到达大肠时是液体状，但当它们作为粪便到达直肠时，通常是接近固体状，这个过程是在结肠里面完成的。

接下来就是直肠了，通常大家很容易认为直肠就是直的，实际上它有两个前后方向的弯曲，而且还有左、右方向的侧曲。直肠的管腔前端紧接着乙状结肠，后端连着肛门。一般情况下，粪便储存在降结肠内，这时直肠腔是空的，但当降结肠装满后，粪便就会进入直肠，人就会产生便意。直肠黏膜上有 2 ～ 3 条明显的半月形横行皱襞，可以很好地控制粪便的排泄。通常成人和年龄较大的儿童可以忍住便意，一直到他们到达厕所。

作为消化系统的一部分，大肠的地位虽然没小肠那么重要，但它也绝对不是可有可无的。总的来说，大肠的作用主要有：盲肠和结肠可以进一步吸收食物残渣中的水分和电解质等物质，每天大约可以吸收 1.5 升的水分甚至更多；直肠可以存储粪便直至可以排出；大肠的黏液腺可以分泌黏液来保护黏膜和润滑粪便，使粪便易于排泄，同时保护肠壁免受机械损伤，免遭细菌侵蚀，从而防止肠道疾病的发生，对人体起到了一定的保护作用。

在中医理论里，认为大肠"主传化糟粕、主津"，也就是说大肠可以接受小肠下传的食物残渣，吸收其中多余的水液，将残渣形成粪便。大肠之气的运动，有助于将粪便传送至大肠末端，并有节制地经过肛门排出体外，因此，大肠被冠以"传道之官"之称。而且，由于大肠能够吸收水液，参与体内的水液代谢，所以又说大肠"主津"，它的病变多与津液有关。比如，如果大肠虚寒，无力吸收水液，那么就会出现肠鸣、腹痛、泄泻等；如果大肠实热，肠液干枯，肠道失润，就会出现便秘等疾病。

阑尾，并非可有可无的"摆设"

———— * ————

我相信很多人都听过这样一种说法："阑尾是人类进化过程中留下的一段没有生理作用的肠子，本来就是可有可无的，还经常会发炎，招来疾病，所以还是切掉比较好。"的确，阑尾经常可能发炎是真的，不管是急性阑尾炎还是慢性阑尾炎，疼起来都是钻心剜骨。但阑尾真的是可有可无的吗？阑尾作为我们身体的一部分真的能够随随便便一切了之吗？

答案是否定的，大家听到的这种说法是以前医学不够发达时候的错误观念。现在，关于阑尾的作用我们有了更多的认识，接下来我就给阑尾正个名，大家以后也不要再误解、错怪阑尾了。

阑尾的位置在盲肠的末端，位于腹部的右下方，是盲肠与回肠之间的一根细长弯曲的盲管。阑尾的根部连于盲肠的后内侧壁，远端是闭锁并游离的，活动范围因人而异，又因为受到系膜等的影响，阑尾可伸向腹腔的任何方位。

过去我们一直认为阑尾没什么作用，所以只要一发炎就把它给切掉了。但是，今天我们已经不再这么认为。我们已经知道，虽然通过手术摘除阑尾不会给我们带来永久性的伤害，但也可能给我们的身体健康带来很大的影响。

阑尾的管壁内含有大小不等数量丰富的淋巴小结，这些淋巴小结对于人体自身的免疫来说十分重要，担负着机体的细胞免疫和体液免疫两大重任。而且，阑尾属于消化系统，能够分泌多种消化酶和多种其他物质，还能够分泌促使肠道蠕动的激素和与生长有关的激素等。所以，即便是阑尾炎患者，我们现在也不建议大家轻易切除，主要是为了防止免疫功能出现失调。另外，切除阑尾后，很可能会出现一些令人痛苦的并发症，如肠粘连、肠梗阻、神经损伤、伤口感染、阑尾残端炎、疤痕增生等，尤其是疤痕增生会为日常生活带来巨大的烦恼，疤痕体质者更不能轻易做阑尾切除手术。

不过，对于已经超过60岁的朋友，如果得了阑尾炎，倒是可以考虑把阑尾切掉。因为，当胎儿出生后，淋巴组织就开始在阑尾中少量地积聚起来，在20～30岁这一时期达到最高峰，之后便开始迅速下降，到了60岁后便会完全消失。所以，老人的阑尾倒可能真的没什么作用了，但儿童和青年时期的阑尾，具有发达的淋巴组织，是人体的免疫器官之一，还是有着比较重要的作用。

除此之外，阑尾还有保护"好细菌"的作用。2007年，美国研究人员曾发现阑尾能帮助有益菌存活并进入结肠栖息繁殖，所以称阑尾是益生菌的"庇护所"。另有日本研究人员做了实验，对比研究了切除阑尾的实验鼠和没有切除阑尾的实验鼠，发现切除阑尾的实验鼠大肠内的某种免疫细胞数量减少了一半，同时还发现其大肠内的细菌环境也遭到了破坏。因此他们确认，阑尾对于保持肠内细菌环境的平衡有一定的作用。所以，对于切除阑尾我们一定要持更加慎重的态度，尽可能地善待它而不是除掉它。

消化液，营养转化的"幕后功臣"

———— * ————

虽然食物是在胃肠里面被消化吸收的，但说到底，胃和肠只是器官，它们为消化吸收提供场所，而真正把食物转化为人体能够吸收的营养物质的"幕后功臣"，是各种消化液。我们说肠胃是人体的营养生产中心，那么消化液就是生产中心里不同工种的工人，默默无闻地劳动着，让消化食物这条生产线得以有条不紊地运作起来。所以，我们每天能够获得足够的精力和体力，这还得好好感谢肠胃中的各种消化液。

总体来说，我们身体的消化系统由消化道和消化腺两大部分组成。消化道包括口腔、咽、食道、胃、小肠和大肠，消化腺包括唾液腺、胰腺、肝脏、胃腺和肠腺，这五种消化腺都可以分泌消化液，所以，食物的消化过程是唾液、胃液、胰液、胆汁、小肠液这五种消化液共同作用的结果，现在我们一一来看。

首先是唾液。唾液的 pH 值，也就是酸碱度是 6.6 ~ 7.1，接近中性。成人每天分泌的唾液为 1 ~ 1.5 升，其中水占 99.4%，其余为唾液淀粉酶、溶菌酶和少量的无机物等。唾液中这些成分的作用分别是：水分可以湿润口腔和食物，方便吞咽；唾液淀粉酶能够将一部分淀粉分解为麦芽糖；溶菌酶具有一定的杀菌作用。

接下来是胃液。胃液的 pH 值为 0.9 ~ 1.5，呈强酸性，成人每天分泌的胃液为 1.5 ~ 2.5 升。胃液的主要成分有胃酸（盐酸）、黏液和胃蛋白酶，此外还含有钾盐、钠盐等一些无机物。盐酸除了能激活胃蛋白酶原以外，还有以下的作用：为胃蛋白酶分解蛋白质提供相对适宜的酸性环境；抑制或杀死胃内的细菌；盐酸进入小肠后还能促进小肠液、胰液和胆汁的分泌。黏液覆盖在胃黏膜的表面，形成一层黏液膜，有润滑作用，使食物比较容易通过，可以保护胃黏膜不受食物中某些坚硬成分的机械损伤。另外，黏液呈中性或偏碱性，能够中和盐酸，可以抑制胃蛋白酶的活性，从而有效地防止盐酸和胃蛋白酶对胃黏膜的消化作用。胃蛋白酶是胃液中重要的消化酶，能促使蛋白质分解为蛋白胨以及少量多肽。

再来看胰液。其 pH 值是 7.8 ~ 8.4，呈碱性，成人每天分泌的胰液为 1 ~ 2 升，胰液的主要成分有碳酸氢钠、胰蛋白酶原、糜蛋白酶原、胰淀粉酶和胰脂肪酶等。碳酸氢钠能够中和由胃进入十二指肠的盐酸，并且为小肠内的消化酶提供适宜的弱碱性环境。胰蛋白酶原进入小肠以后，被小肠液中的肠激酶激活为胰蛋白酶，胰蛋白酶又可以将其余大量的胰蛋白酶原迅速激活为胰蛋白酶，同时也可以将糜蛋白酶原激活为糜蛋白酶，最后，胰蛋白酶和糜蛋白酶共同作用于蛋白质，将蛋白质分解为多肽和少量氨基酸。胰淀粉酶和少量的胰麦芽糖酶，可以分别促使淀粉和麦芽糖分解为葡萄糖，胰脂肪酶在胆汁的协同作用下，可以促使脂肪分解为甘油和脂肪酸。由于胰液含有可以消化三种主要营养成分的消化酶，因而是所有消化液中最重要的一种。

然后是胆汁。成人每日分泌的胆汁为 0.8 ~ 1 升。大家注意，胆汁并不是胆囊分泌的，而是由肝细胞分泌的，只是在胆囊内贮存。当食物进入口腔、胃和小肠时，会反射性地引起胆囊收缩，胆汁便由总胆管流入十二指肠。胆汁中没有消化酶，主要成分是胆盐和胆色素。

胆盐的作用是：激活胰脂肪酶；将脂肪乳化成极细小的微粒，以便与胰脂肪酶充分接触，有利于脂肪的消化和吸收；与脂肪酸和脂溶性维生素等结合，形成水溶性复合物，便于人体对这些物质进行吸收。我们人类的胆色素主要是胆红素，胆红素呈橙色，是红细胞被破坏以后的产物。当红细胞大量被破坏或肝脏和胆道功能受到损坏时，胆红素在血液中的浓度会升高，从而使皮肤和黏膜等组织被染成黄色，也就是临床上所说的黄疸。

最后就是小肠液了。小肠液由小肠黏膜中的小肠腺所分泌，小肠液的 pH 值约为 7.6，呈弱碱性，成人每日分泌的小肠液为 1 ~ 3 升。小肠液中除了水和电解质外，还含有黏液、免疫蛋白、肠激酶和小肠淀粉酶，弱碱性的黏液能保护肠黏膜，避免其受到机械性损伤和胃酸的侵蚀，免疫蛋白能抵抗进入肠腔的有害抗原，肠激酶和小肠淀粉酶可以起到消化食物的作用。

现在，我想大家应该知道，各种消化液在肠胃这个营养生产中心是怎么工作的了吧。这些消化液就像是催化剂一样，对食物中的成分进行化学性消化，并将有用的和没用的物质分解开来，从而帮助人体更好地吸收营养，汲取能量，保证我们各项身体机能正常发挥作用。

肠道菌群，人体最奇妙的"生态圈"

———— ＊ ————

我相信一看到"细菌"两个字，很多人的第一反应就是"杀菌"，恨不得拿消毒液把它们立刻都斩尽杀绝。如果是这样，那么我想你一定要失望了，因为我们的肠道就像是一个庞大的细菌王国，生活着数不尽的细菌，不仅杀不干净，并且，其中有些细菌"杀不得"。

虽然大家对细菌的印象非常差，甚至是深恶痛绝，但大家必须弄清楚一个事实：这些被我们一棒子打死的细菌，并不都是对人体有害的，有相当一部分细菌，在维系着我们人体的部分消化代谢功能，可以说，如果没有这些细菌，我们甚至会难以保持健康。

对于痛恨细菌的人，在看下面的内容之前，请先做好心理准备。因为，你可能无法想象，我们的身体里，有大约 2 千克重的细菌，成人光肠道内就生存着 400 种左右，总计约 100 万兆个细菌。100 万兆是个什么概念呢？1 兆是 100 万，100 万兆就是 1 万亿。全世界人口才几十亿，我们每个人肠道内的细菌数量就是全世界人口的几千倍！大家可以自己想想这是个什么概念。

看到这些数据，有密集恐惧症或者洁癖的读者，是不是已经感到毛骨悚然了？其实大家大可放心，在肠道这个细菌王国里，正常情况下，这些细菌都会遵守"和平共处"的原则，菌群之间也存在着生态平衡关系，它们之间有一条特殊的生物链，只有当这个生物链在某些情况下被打破，才会对我们产生影响，我们才会生病。所以，即便肠道里面有那么多细菌，我们大多数情况下也可以保持健康。

简单来说，我们可以把肠道里面的细菌分成三类：好的、坏的、不好不坏的。

首先是"好细菌"，我们把它叫作益生菌。主要有各种双歧杆菌、乳酸杆菌等，数量最多，对人体有益无害，是保持人体健康不可缺少的重要因素。它们的主要作用包括：合成各种维生素、参与食物的消化、促进肠道蠕动、抑制致病菌群的生长、分解有害和有毒物质等。如果肠内的益生菌菌群占优势，肠内环境会相当良好。

然后是大家真正应该讨厌的致病菌，它们害多益少，是"坏细菌"，主要代表有威尔斯菌，此外还有葡萄球菌、变形杆菌、绿脓菌、韦永氏球菌等。这些致病菌会产生对我们身体有害的物质，如致癌物质、引起高血压的物质等，这些有害物质不仅加大了肝脏的负担，而且会使全身的免疫力下降。

"坏细菌"如果在肠内大肆扩张势力，肠内环境就会迅速恶化，大便也会发出恶臭，严重的话会出现消化机能衰退的后果。同时，肠内环境恶化又会导致身体的老化，如果置之不理，这种恶性循环会一直持续下去，整个身体机能都可能会衰退。因此可以说，肠道内的这些"坏细菌"，是我们生病甚至短寿的重要"凶手"，大家如此厌恶痛恨细菌也正是深受"坏细菌"之害。

最后一类就是不好不坏的中间派，不过这些细菌的作用并不是一成不变的，常常会根据肠道环境的改变而改变。比如大肠杆菌、肠球菌等，在正常情况下，它们益多害少，和有益菌一起对肠道的健康发挥作用，但在一定条件下它们会转化成有害菌，可能对人体造成危害。

一般情况下，当我们身体健康时，肠道里面的这三种细菌是相互制约、和平共处的。但是这种健康的平衡状态也会被打破，主要受到以下四种因素的影响：

人体自身的因素，包括肠道的酸碱性、胆汁及消化酶的分泌、肠道的蠕动、肠道黏液的分泌、肠道表皮的脱离等；人所处环境的因素，比如环境压力、外地出差等；饮食因素，摄入不可消化的纤维或药物等；细菌自身的因素，比如细菌的黏附能力、繁殖能力、营养需求量、抗消化酶能力等，以及细菌之间的相互作用（营养竞争、相互抑制作用、协同作用等）。

一旦这四种因素对肠道细菌施加了不利的影响，就可能会让益生菌的数量大大地减少，有害细菌的数量反而会疯狂增长，于是，肠道菌群的平衡状态就会被打破，我们就会生病。所以，为了保证肠道的正常运行，我们首先需要保证肠道各菌群和谐相处，这也是保持身体健康的重要手段。

在这里，我还想再次提醒大家，不要试图消灭所有有害细菌，只保留益生菌，首先那是不可能的，另外，益生菌和有害菌谁多谁少都不好，有害菌的存在也是有必要的，假如肠道里真的没有有害细菌了，那么益生菌的能力也会变弱，这样一来，当外来细菌入侵人体之后，益生菌就没有足够强大的力量把它们消灭掉，那我们就只能任由外来细菌欺负了。

　　人体的奥秘无穷无尽，我们对庞大复杂的肠道菌群的了解，目前仅仅只是冰山一角，没有谁能说出每一种肠道细菌的名字以及作用。我们只能说，这些细菌群体之间的正常运作、良性竞争对我们身体是有好处的，正是这种竞争机制，让人体的抵抗力得以形成，正是这些菌群间的相互制约，为我们的身体健康搭建起一道稳固的屏障。

预防疾病
警惕肠胃发出的亚健康信号

　　滴水穿石，聚沙成塔，很多致命的肠胃疾病其实都是由一些我们习以为常的症状发展而来的，被我们所忽视的一些肠胃问题，很可能正在威胁我们的健康甚至生命。其实，当肠胃出现疾病时，它会通过各种方式来提醒我们，没胃口、排便异常、恶心呕吐等都可能是肠胃发出的信号，只要掌握这些肠胃的警告，及时应对，就有可能将疾病扼杀在摇篮里。

肠道也有年龄，不早衰的肠道才健康

———— * ————

如果有人问你今年多少岁，你一定会脱口而出自己的年龄。可是，"你的肠道多少岁？"不用说，这个问题你一定回答不上来，甚至可能压根就不知道还存在"肠道年龄"这个概念，但其实，它很重要，肠道年龄的正常与否，对我们的健康来说有着举足轻重的作用，肠道年龄甚至会影响到我们的生理寿命长短。

所谓肠道年龄，实际上就是随着我们人体生理年龄的不断增长，肠道内菌群分布变化的一种阶段性反映，它不仅是一种反映人体体质状况的健康数据，还能够帮助我们判断肠道老化的状态以及发病几率。

我们给肠道确定年龄，主要的依据是菌群分布的状态。人在刚出生的时候，肠道里面几乎没有细菌，但是随着吃奶、喝水，各种细菌开始进入身体并安营扎寨，从婴儿出生的第 5 天开始，肠内就布满了双歧杆菌等可以清洁肠道的有益菌群。从婴幼儿断奶并转入正常饮食开始，肠道内中立的厌氧菌逐渐增多，例如拟气杆菌等，最多可占肠道菌群的 90%，而有益菌群则急剧下降至 10%。在整个成年期，这种格局将不会有大的改变。但是，到 55 ~ 60 岁这一老年时期，有益菌群的数量会再度减少，而有害菌群将会增多，例如产气荚膜杆菌等，这时肠道会经历一次明显的衰老过程。

我们的年龄会增长，肠道的年龄也会增长，这是自然规律。通常，一个健康人的肠道年龄，跟他（她）的生理年龄相差不大，然而，种种不良的生活习惯会让我们的肠道提前衰老，老于我们的生理年龄。肠道老化后，最常出现的问题包括便秘、急慢性腹泻、肠易激综合征等，长期存在便秘、腹泻及肠易激综合征等问题，会导致人面色晦暗、皱纹增多，特别显老。

近几年来的临床诊疗经历让我深有感触，如今20～30岁年轻人的肠道呈明显老化趋势，女孩子的情况尤其让人担忧，有些女孩子本身只有20来岁，但如果按肠道年龄推断，说她有60岁也毫不为过。究其原因，主要是由于饮食、睡眠等方面长期存在着不良习惯，比如很多女孩子为了追求苗条美，进行不科学的节食减肥，最终破坏了自己的肠道健康，反而让自己皮肤变差，更显老，这是得不偿失的。另外，很多男性肠道年龄偏老则是因为工作压力的原因，他们的生活作息不规律，需要饮酒的应酬较多，再加上心理压力的影响，也会导致肠道内的菌群平衡失调，使得肠道年龄偏老。

虽然目前我们对肠道年龄的研究，还没有精确到具体年龄段上菌群分布处于哪种状态，但是，有害菌群增多无疑将会加速人体肠道的衰老，给疾病的发生创造各种有利条件。假如肠道一直过早衰老，而我们一点措施都没有采取，没有让它得到改善，轻则会导致肠道功能紊乱、营养流失严重，机体缺乏必要的营养素，导致机体免疫力下降，重则会因肠道的超前衰老而过早死亡。

这可不是危言耸听，肠道衰老会使毒素在体内不断堆积，同时导致肠道不能及时地排毒，免疫屏障作用严重不足，各种代谢垃圾、毒素及病原菌就如同决堤的洪水，冲入血液，并通过血液到达心、肝、肾等重要器官堆积破坏，引发和诱发心脑血管等方面的疾病。同时，肠道的衰老还会掐断营养来源，直接造成机体组织如骨骼、大脑缺乏营养，诱发儿童营养不良、挑食厌食、生长发育迟缓及中老年人钙吸收障碍，形成骨质疏松及其他骨性关节病等。也就是说，肠道衰老了，就会成为百病根源以及人体衰老的加速器！如此严重的后果，怎能不引起我们的重视？

要想让肠道拥有更为年轻的状态，关键点就是保持大便畅通，让肠道清洁，要做到这一点，良好的生活和饮食习惯是非常必要的，比如三餐规律，饮食清淡，多蔬果少油腻，保证充足的睡眠，加强锻炼等。具体怎么做，我在后面的内容中会给大家详细讲解。

肠胃不健康，疾病找上门

———— * ————

传统中医理论早就告诫我们："欲无病，肠无渣；欲长寿，肠常清。"在肠胃功能一切正常时，它是吸收营养的主要场所，是我们生命健康的基石，可是如果我们不好好爱护肠胃，导致肠胃出了问题，那它马上就会变脸，成为健康杀手，祸害我们身体的其他器官。

肠胃有恙，连累全身

假如我问你，人体可能患疾病最多的器官是什么，你一定想不到答案居然会是大肠。其实原因也很简单，大肠的主要工作是清理和排泄人体代谢后的废物，假如长期以来，身体都没有办法将废物有效地排出体外，任由大量废物在大肠中发酵腐败，大肠就会出现各种病变，久而久之，病变甚至可以达到致死的程度。这是事实，并不是一种夸张说法。

那些经常心情不佳或者饮食习惯不好的人，结肠的运动往往会变得迟缓，功能不佳。但是，为了使由结肠吸收进入血液的毒素量达到最小，肠壁会分泌大量黏液来将这些毒素困住，这些黏液只是留住了毒素不让它们进入血液，并不能消灭毒素，日积月累地囤积下来，加上我们肠道里的一些没有消化的腐败食物残渣，这些混合了毒素的残渣，渐渐地会形成宿便，我们就会出现便秘、结肠健康恶化等情况。一开始，我们可能会感觉到疲倦、易怒、无法静坐、偏执、爱争吵、虚弱、缺乏持久力、容易生病，长此以往，人体对维生素及矿物质的吸收能力也会降低，贫血、维生素缺乏症、骨质疏松等疾患也就接踵而至。

另外，积累下的毒素还会被再次吸收并进入血液。大家可以想想看，我们的血液会流遍全身所有器官和细胞，而来自不清洁肠道的毒素，进入血液后就会污染全身，所以如果肠道不干净，我们身体内部各个组织也就不会太干净。如果想要彻底清理身体的各个组织，那么就要从肠道的彻底清洁工作做起。

而且，肠道不清洁的话，也会给其他代谢器官增加工作负担，比如肾脏、肝脏、肺、皮肤和淋巴。其中，肝脏应该是负担最重的器官，它必须不断地将毒素分解，并通过胆汁将毒素排出体外，如此一来，胆汁中的成分受到影响，发生改变，会变得浓稠混浊，形成胆结石，毒化肠道内的有益菌，使肠道环境更为恶化，消化能力更为衰弱，这就形成了一个我们不愿意看到的恶性循环。

总而言之，正常的新陈代谢、消化吸收与排泄，是我们身心健康的关键。假如肠道不健康，身体就要花费大量精力在消化和排泄上，其他正常功能就会受到影响，而假如我们的肠道比较健康，进入血液中的毒素少了，身体的负担就会大大减小，我们的健康也将会更有保障。所以，我希望大家都能重视自己的肠道健康，形成一个有利于身体健康的良性循环，为我们的生命安全提供保障。

学会自我检查，掌握肠胃状况

相信大家已经了解到肠道的重要性大大超出了我们的想象，从轻微的肠道疾病到癌症，都是肠道毒素积存的结果。所以，及时掌握肠胃的健康状况就变得极为重要。那么怎样才能知道呢？当然是检查了。

不过，胃肠都是深深藏在肚子里的器官，要检查起来，可不像查个口腔、视力那样方便，一般来说，我们对肠胃做的检查，都属于内镜检查，还有一些粪便检查。内镜检查一方面价格比较贵，另一方面也可能会有一些副作用，所以对于没有疾病的健康人，我不会建议经常去做胃检和肠检，但还是提醒大家一定要引起足够重视，在日常生活中要学会进行自我检查。

首先大家要明确一点：并不是说没有肚子疼、没有肠炎、没有胃病，我们的肠胃就是健康的，所有的慢性胃肠疾病，都是日积月累的结果，当量变到达质变的程度时，再去注意就已经晚了。谁都知道，慢性病总是很难治疗的，所以，在肠胃稍有不健康苗头的时候就要积极进行自我检查和调理，这样就不会发展至严重的或慢性的胃肠疾病，同时也能拥有更健康的身体。

下面，我给大家列出一些症状，假如我们身上出现了这些症状，那么就要引起注意了，要尽快根据原因进行调理。

经常没有食欲，想吐。当肠道中囤积了许多粪便时，使得胃部的蠕动变慢，容易积食并使食欲降低，想吐。

下腹胀气。下腹部胀气可能是有害菌制造出的气体囤积所造成的结果，也可能是肠道运动无力造成的。

粪便、放屁都很臭。有害菌繁殖会致使肠内食物腐败，并带有恶臭，排泄物也会因此而发臭。

口臭、体臭。肠内有恶臭，除了变成屁排出外，还会寻求其他出口。

经常腹泻。当肠道吸收水分的功能有所下降，就会使粪便含水量较多、过软而引起腹泻。

经常便秘。便秘的人，体内有害菌会快速繁殖，好菌却会减少，导致肠内环境恶化。

长痘、皮肤干燥。有害菌繁殖让有害物质无法排出体外，从而混入血液进行循环，遍布全身，反映在外表就是皮肤变差，干燥，容易长痘。

减肥很难。身体里的陈旧废物难以排出，导致身体新陈代谢变差，所以很难减掉体内脂肪。

过敏严重。肠内环境恶化会让肠黏膜干燥，从而导致过度吸收有害物质如容易引起过敏的蛋白质，使得过敏状况更加严重。

容易感冒。若肠内环境不断恶化，则会导致人体免疫力低下，细菌和病毒就很容易侵入。

容易疲累。肠内环境变差，养分吸收受到阻碍，人所需的养分不够，自然会容易感到疲累。

容易肩膀僵硬、腰痛。有害菌产生的有害物质会进入血液循环，导致自律神经失调，引起肩膀僵硬、腰痛。

上面我列举的这些症状比较常见，相信很多人身上都出现过。当然，出现这种症状也有可能是别的原因，比如肩膀酸痛有可能只是肩周和颈椎的问题。但假如出现上述症状的原因不明，大家就要考虑下是不是肠道出问题了。

如果说上述症状在向我们提示肠胃的早期问题，那么，如果出现下面这些症状，那就说明肠胃问题已经相当严重了：

腹部经常性地出现胀痛或者灼烧性疼痛，并因进食而不断加剧；

有时在进食以后，会使腹部疼痛逐渐得到缓和；

腹部疼痛发生后一般会持续半小时到三小时；

有时腹部会出现阵发性的疼痛，在经过数周的间歇性疼痛后，就会出现一段短暂的无痛期；

腹痛伴有腹泻或便秘，或者大便颜色异常；

食欲不振、恶心呕吐，有时伴有烧心、吐酸水、嗳气等症状，以及体重减轻和贫血症状；

出现胸闷、腹胀、嗳气、打嗝等症状，一般在天气变化、情绪低落或进食后加重；

在腹痛的同时，会出现失眠、多梦、神疲乏力、健忘、脱发、手脚冰凉、四肢乏力、心烦易怒、腰膝酸软，男性易出现性功能低下，女性常伴有妇科炎症等一系列并发症。

大家如果发现自己身上有这些症状的任何一个，就必须引起足够重视，尽量早点去看医生，如果有两条及以上，基本上我已经可以确定，你身上已经出现肠胃方面的疾病了，一定要尽早去医院做一个全面的肠胃检查，以便及时治疗，让肠胃恢复健康活力。

大便，肠道健康状况的"展示镜"

———— * ————

很多人羞于谈论大便，尤其是女孩子，对这个问题总是讳莫如深，觉得它相当不雅。然而事实上，大便是我们肠道健康状况的展示镜，它可以向我们报告很多健康信息。所以，不管你是不是难为情，都有必要学习观察自己的大便。

一般来说，大便的正常形状应该是香蕉形，含水量在 60% ～ 75%，含水量太少容易造成便秘，含水量过多就会腹泻。大便的颜色以黄色或黄褐色为健康，素食主义者的大便颜色较浅，而无肉不欢的人往往大便颜色较深。正常大便的便条直径一般为 2 ～ 3 厘米，总长度约为 15 厘米，重约 100 克。只要排便次数每天不超过 3 次，每周不少于 4 次，都属于正常，同时，每次大便时间太长或太短都不好，正常的排便时间应该在 5 ～ 10 分钟之间。如果大便的颜色、性状、次数、气味、分量等有异常，都在提示肠道健康可能出现了问题。

我们先来看看大便的颜色。如果大便很稀而且带有红色，很可能是肠道出血；如果红色稀便中混有黏液、脓液，就应该去医院检查结肠看看有没有炎症；如果是柏油样的大便，常常是由于食道、胃、十二指肠或小肠出血，另外有时小肠溃疡、癌肿等疾病也会出现柏油样大便；如果大便变细或变扁，则可能是直肠溃疡。

再来看大便的性状。一般来说，大便应该是香蕉形，有时，因为大肠内的一段结肠带有皱褶，大便经过这些地方便会稍微变形，这是正常的。但是，如果大便总是固定在某处有凹陷，那就有可能是肠腔有肿瘤。

假如大便干硬，是因为食物残渣在大肠内停留时间过长，水分都被吸干了，腹泻者排出的烂便，是由于肠蠕动过快，来不及吸收食物残渣中的水分导致的。干硬的柱状便见于习惯性便秘；羊粪粒状便见于痉挛性便秘；扁形带状便则可能是因肛门狭窄或肛门直肠附近有肿瘤挤压所致；糊状便见于过量饮食后及其他消化不良症；液状便见于食物中毒性腹泻及其他急性肠炎；脓血便见于细菌性痢疾；黏冻便见于慢性结肠炎或慢性菌痢……不同性状的大便预示着我们身体的各种问题，因此万万不可忽视。

接下来是大便次数。每次大便的时间、次数和大便间隔的时间是因人而异的，这跟个人体质、饮食和生活习惯密切相关。比如，老人的肠蠕动不好，大便时间及间隔会长一点。但不管什么人，一周排便都至少要在四次及以上，否则就算是便秘，同时一天排便最好不超过三次，否则就算是腹泻，每一次大便的时间不要超过 10 分钟，否则就算是异常情况。

还有大便的气味。大家不要觉得大便本就应该是臭不可闻的，如果连自己都觉得大便臭得难以忍受，必然是我们的健康出现了问题。如果大便发出刺鼻的酸味，可能是发酵性消化不良引起；如果大便有一股烧焦味，也可能是消化不良引起；带有腥味的大便，表示消化系统有出血的情况，而且出血量还比较多。

总而言之，大便的性状和次数异常，通常是在提示我们健康出了问题。有时候是器质性的疾病，即某个器官的某个部位出了问题；有时候是功能性问题，比如得了肠易激综合征；有时候还可能是非常严重的问题，比如，腹泻和便秘交替，有可能是肠癌。所以，大家对于大便方面的问题一定要引起足够的重视，不要因为嫌弃我们的大便就对它的异常情况置之不理，导致耽误了疾病的最佳治疗时期。

屁，肠道内部情况的"信号兵"

——— ＊ ———

和大便一样，"屁"也是一个我们不大愿意提及的"不雅"话题，而且，很多人认为这是一件相当难堪的事情。想想看，谈笑风生之时，不小心放了个屁，多尴尬多影响形象啊。可是，和大便一样，其实屁也是为我们报告身体健康状况的信号兵，它的数量、声音、气味等，都向我们展示着肠道内部的信息。

我们吃的食物，有些不能被人体分解，未被分解的成分，包含纤维和糖类，就成了大肠菌的食物。大肠菌饱餐后就会排气，这些气体在体内不断地累积，形成一股气压，当压力足够大时，就会被排挤出体外，就是屁。所以说，放屁是人体的一种自然现象。

准确说来，"屁"的学名其实是"肠气"，它是经由肛门排出体外的一种人体废气。肠道内的细菌将残留食物分解后会产生氮、硫化氢、氨等废气，这些废气主要都是以放屁的形式排出体外，这是人体自我调节的一种表现，对人体是有益的。健康的人每天都要有不等次数的放屁现象，一般来说，每个人每天释放的废气，大约有500毫升，每天放屁大约14次比较正常。假如一个人一天到晚不放一个屁，对健康是很不利的，一年到头绝不放屁的人，极有可能是胃肠道出了毛病，肠代谢减慢。但假如屁多，肯定也有问题，可能的原因有很多，比如消化不良、胃炎、消化性溃疡等胃部疾病，肝、胆、胰等器官的疾病。所以，假如肛门排气量大大地超过平时，最好到医院做一下检查以明确原因。

然后是屁的气味。一般正常的屁是不会特别臭的。屁的成分中，最多的为氮气，占 80% 左右，其次是二氧化碳，占 2% ～ 19%，还有氢、甲烷、氧等。上述物质，除了甲烷，其余的成分大部分都是无色无臭的，但是为什么有的屁气味特别重呢？这是因为甲烷会和食物残渣中的硫黄成分结合，硫黄成分能制造出肠道内有害菌，加上肠道蠕动缓慢或胃酸、肠液分泌不够的话，有害菌就会增加，并和残渣结合，于是排出的屁就会发出恶臭。简单来说，肠道内的有害菌越多，屁的气味就越重。另外，如果食用了过多的大蒜、豆类等食物，这些食物在分解过程中会产生硫化氢、吲哚、粪臭素等散发着恶臭的物质，所以放出来的屁也会奇臭难闻。

因此，假如大家不是因为进食了大蒜、洋葱、韭菜等含有刺激性气味的食物或摄入过多的肉食，却放出奇臭无比的屁时，就要引起足够的重视，因为这可能是由肠道炎症或者胃肠功能障碍而引起的，另外，放屁太臭也是肠癌的一大症状。所以，大家需要对"臭屁"提高警惕。

接下来让我们来了解下屁的声音所包含的信息。有时候，我们周围会有人突然放屁，声音还特别大，不用说，这种情况下，放屁的人一定恨不得找个地缝钻进去。其实，这个屁，从肠道健康方面来看，并不是坏事情，这说明他的直肠很健康，才能把肠道内积攒的气体推出来。比如，在医院里，做了腹部手术的人，医生通常会问，放屁了没有？如果放了，就说明肠道功能恢复了健康，反之，总是放不出屁来，就说明肠道功能还没有恢复健康，这种情况下病人也会很痛苦。

此外，如果吃了薯类或萝卜等食物，它们在分解过程中会产生大量的二氧化碳气体，这些屁往往响声如雷，但不太臭。对于经常放屁的人，如果屁不是很臭，就不用过于担心，但如果屁味重，次数又过于频繁，就应该留心是不是肠道出现了异常。

最后需要提醒大家的是，很多人为了避免尴尬局面出现，往往会憋着不放屁。这种做法很容易理解，但长期憋屁对人体还是有一定影响的，有毒气体不能以最简单的方式释放，不但增加了身体的负担，甚至会造成机体慢性中毒。比如一些清理污水管道或者阴沟的人常会有晕倒，原因就是污水中含有大量硫化氢等有害气体，从而导致中毒。另外，没有放出的屁会被肠壁吸收，有害成分会进入血液中，这也是导致人体衰老的原因之一。所以，建议大家还是根据具体情况采取相应措施，尽量不要无意中养成这种伤害健康的习惯。

没胃口，肝胆脾胃疾病的先兆

———— * ————

和很多其他疾病一样，肠胃出现疾病之前都会向我们发出一些警示来提醒我们，比如胃口不好、肚子疼、恶心想吐等。然而，对于这些我们身体发出的信号，很多人根本不放在心上，他们会把这些信号当作是家常便饭，认为每个人都会出现这些症状。真的是这样吗？

当然不是，健康的身体是不会这样的，如果经常出现这些情况，只能说，你一定要密切关注自己的肠胃健康了。这些不起眼的症状中，最容易被忽视的，可能就是"没胃口"了。

吃饭这件事，表面上看起来是再自然不过的事情，饿了就想吃东西，饿极了我们甚至会饥不择食。可是，有些人就是不想吃饭，哪怕很饿也吃不下饭，虽然这是很多想要减肥的女孩子梦寐以求的事情，但是，谁都知道，明明需要吃东西却没有食欲，必然是一种不正常的状态。

那么，大家想想看，为什么会胃口不好呢？

首先，过度的体力劳动或脑力劳动都可能会引起胃壁供血欠佳，使胃消化功能减弱，食欲减退，也有可能是因为情绪过度紧张所致，在当今这个快节奏和高度竞争的社会中，人们容易出现失眠、焦虑等紧张情绪，这会导致胃的泌酸功能失调，引起食欲不振。

另外，饮食不规律，经常饥一顿饱一顿，使得胃时不时处于饥饿状态，时间长了就会造成胃黏膜损伤，引起食欲不振，暴饮暴食也会使胃过度扩张，轻则造成黏膜损伤、食欲下降，重则造成胃穿孔。或者，经常吃生冷食物，尤其是睡前吃生冷食物容易导致胃寒，出现恶心、呕吐、食欲不振，而且晚餐过饱，必然使胃肠负担加重，胃液分泌紊乱，容易出现食欲下降。

此外，吸烟酗酒也会让人容易没有胃口。酒精会损伤舌头上专管味觉的味蕾，也会直接损伤胃黏膜，如果患有溃疡病、慢性胃炎，酗酒会加重病情，甚至造成胃和十二指肠穿孔。而吸烟对胃黏膜的危害并不小于饮酒，吸烟也会引起慢性胃炎。

将上面的原因总结起来，如果我们平时饮食不节、无律，以及长时期偏食挑食，导致脾胃不和，受纳运化失健，都会引起食欲不振。但这些还算是轻的，下面这些原因则要严重多了。有很多疾病，如急慢性胃炎、胃癌、肺结核、尿毒症、心力衰竭、肝炎、肝硬化、慢性肾上腺功能减退、化疗药物的副作用等，都会让我们"没胃口"，都会出现不同程度的食欲下降。还有一种神经性厌食症，全身上下并没有可以引起食欲减退的疾病，整个人除了不想吃饭之外一切正常，即便已经严重营养不良了，也拒绝吃饭。

下面我给大家列举几种常见的食欲不振的具体表现，以及其可能预示的疾病：

如果突然不思饮食，鼻塞流涕，舌苔白腻，口淡无味，大多是伤风感冒；

如果食欲减退，见到油腻就恶心，上腹满胀，皮肤发黄，困乏无力，口苦头痛，大多是肝胆疾病所致；

如果没有食欲，吃完东西半小时至 2 小时后上腹疼痛，偏左有压痛感，多是胃溃疡引起的；

如果食欲减退，见到食物就反胃，大便溏薄，闻到气味就感到不悦，或者吃油腻食物就腹泻，这是脾胃功能失调所致；

如果特别讨厌油腻性食物，吃了之后，右上腹会感觉疼痛，并放射到右肩部位，则可能患有胆道疾病；

如果没胃口，吃东西之后腹胀加重，平卧时减轻，常出现胃痛、恶心，偶有便秘或腹泻，体型瘦长的人，可能患有胃下垂。

这里再提醒大家一点，厌食是胃癌唯一的早期信号，尤其是 40 岁以上者如出现不明原因的顽固厌食症，且进展较快，应考虑胃癌的可能以及消化系统的其他肿瘤，如潜在胰腺癌。现在，相信大家对"没胃口"不敢再掉以轻心了吧？老话常说，能吃能睡就是福。的确如此，想吃东西才是人的本能，一旦出现食欲不振这种反常现象，我们一定要弄清楚原因，如果需要就医就尽早治疗，以免铸成大患。

肚子痛，不同痛法警示不同疾病

—— * ——

当小孩子说"肚子痛"的时候，他们往往不能准确描述到底是哪里痛、怎么个痛法，他们也分辨不出到底是胃痛还是其他部位痛，可是身为成年人的我们呢，对肚子痛又有多少了解？在自己觉得肚子痛时能准确分辨位置，并描述痛感吗？

临床上，肚子痛可以分为急性和慢性两类，病因极其复杂，包括炎症、肿瘤、出血、梗阻、穿孔、创伤及功能障碍等。肚子痛既可能是胃肠消化器官肝、胆、胰腺等方面疾病的症状，也可能反映了妇科疾病或男性泌尿生殖器官的毛病。轻微的腹痛多半是消化不良等胃肠道小毛病所引起的，而持续性的严重腹痛且无腹泻，则可能是十分严重的疾病。如果腹痛又有呕吐，吐了之后腹痛并未减轻，腹部软软地膨胀，或者病人昏昏欲睡，神志不清，那么一定要引起足够的警惕，因为这很可能是胃溃疡、肿瘤等十分严重的疾病的警示。

这里给大家纠正一个常见误区，很多人在腹痛时会吃阿司匹林来止痛，这是错误的。为了我们自身的健康和安全，在你对自己的腹痛原因有准确判断之前，千万不要选择吃一片阿司匹林或者其他麻醉性止痛药来止痛。阿司匹林对腹痛有害无益，麻醉性止痛药会掩盖症状，干扰诊断。下面，我来给大家简单讲讲肚子痛向我们传递出了哪些信息，大家可以来尝试判断自己的腹痛原因。

如果肚子痛的部位在腹部的上部，胸部以下，有可能是消化不良。

如果肚子痛的位置在腰（肚脐）以下，小便时有灼痛感，小便次数增多。很可能是膀胱炎。

如果不知道为什么肚子痛，而且持续了1小时以上，这时候不管是否伴有其他症状，都要立即去看医生，而且在看医生之前不要吃东西。因为持续性的腹痛，且腹泻，很可能是十分严重的疾病。

如果肚子痛超过了1个小时，同时伴有腹泻，很可能是吃了不洁净的食物或者食物中毒，引起胃肠道发炎。这种情况一般不严重，但假如发现大便内有红色或无色的鼻涕状黏液，那就要去看医生了。

如果肚子痛持续了1小时以上，同时呕吐，吐后腹痛并没有减轻，腹部膨胀，严重者可能昏睡或神志不清。这是十分严重的症状，要马上去医院。同样在见到医生之前，不要吃东西。如果医生不能诊断出是什么病症，可能需要开腹手术，就是打开病人的腹腔直接查看。

如果肚子痛超过3个小时，先是肚脐四周痛，呕吐或者不呕吐。当摸到从胯骨到肚脐的直线中点，也就是阑尾处的时候感觉非常痛，那就很有可能是阑尾炎。如果是急性阑尾炎，还可能同时会发烧。

如果肚子痛的位置在肋骨以下腰部的右侧，疼痛的时间大约是在饭后两小时，同时还有恶心呕吐的感觉，很有可能是胆结石。

如果腹痛是由腰侧开始，后来向下斜移至腹股沟，那么有可能是输尿管的毛病，肾脏发炎或结石。不管是哪种情况，我们都要去看医生。

如果你是女性，腹部中下处突然出现剧烈阵发性疼痛，则有可能是卵巢囊肿蒂扭转，建议立即去看医生。

如果你是育龄妇女，突然下腹痛，有停经史，并且伴有不规则阴道出血、晕厥或休克，很有可能是宫外孕破裂，要马上去医院。

大家已经看到了，肚子痛的原因非常复杂，背后也很可能是非常可怕的疾病，所以真的不能不当一回事。作为成年人，我们需要对自己的身体构造和基本的医学常识有所了解，这样我们在因腹痛到医院看病时，才能够把腹痛的部位、性质、加重或减轻的诱因以及伴随症状清楚地告诉医生，这对医生尽快正确地了解病情大有好处。而且，再次提醒大家，在没有弄清楚腹痛原因之前，千万不要自己随意自医，以免耽误病情。

恶心呕吐，绝大多数都不是喜讯

—— * ——

电视剧中一旦有女人出现恶心呕吐的表现，我们就知道，哦，该上演怀孕的桥段了。的确，女性在怀孕前三个月容易出现恶心呕吐等"害喜"症状，但除了这种情况之外，其他所有的恶心呕吐，可都不是什么喜讯。

虽说肠胃通常都在兢兢业业工作着，而且它看起来相当皮实，没有心肝肾那么娇贵。可是一旦肠胃罢工或者消极怠工，我们的健康就会受到极大的威胁。肠胃疾病之所以发病率高，除了很多人对肠胃不重视以外，还有一个重要的原因就是肠胃疾病的隐秘性，大多数肠胃疾病在初期并没有明显的症状，等到发现的时候，往往都已经"病入膏肓"了，因此，我们平日里需要多多留意肠胃通过各种方式给我们发出的警告，比如恶心呕吐，就是一个明显的疾病警告。

严格来说，恶心和呕吐，是两个不同的症状，不过这两个症状往往同时出现。出现恶心呕吐的原因很多，我们一般都可以根据具体表现进行自我诊断，并采取相应的处理办法。

一般来说，如果恶心继发呕吐，呕吐后感到胃里面很轻松，多是胃源性呕吐。这种恶心呕吐如果伴有胃胀，呃酸腐气，大多是进食过量而导致的消化不良，只需要控食静养，不必特殊处理；如果伴有胃痛，多是急性或慢性胃炎引起，可用调理脾胃的中药和抗生素治疗；如果伴有剧烈腹痛及腹泻者，应考虑是食物中毒，要送医院救治。

如果不感觉恶心而只是呕吐，呕吐呈喷射状，胃内容物急剧而有力地喷出，顽固性发作，呕吐后胃内不觉得轻松，多是中枢神经性疾病引起颅内压力增高所致。这种呕吐常见于脑炎、脑膜炎、脑肿瘤、脑出血等疾病。持续性高烧也可引起此类呕吐，对这种呕吐患者，应该先去医院确诊，找到疾病根源再进行治疗，大家千万不要自行服用止吐药。

如果恶心频繁发作，偶尔会呕吐，呕吐物中混有胆汁，吐后身体不感觉轻松，甚至胃中已排空仍然干呕不止，那么这就是反射性呕吐。这种呕吐常见于腹腔内脏器急性炎症，比如胆囊炎、胰腺炎和病毒性肝炎等。对于急性发作的这种呕吐，我们千万不可以掉以轻心，应该及时送去医院诊治。

如果是经常发作，恶心呕吐不严重的人，大都是慢性炎症所导致的，大家可以服用藿香正气水暂行止吐，再及时就医让医生进行对症治疗。

如果没有恶心表现而反复出现呕吐，呕吐物不酸腐，量不多，吐后不影响进食，那么就是与精神因素有关。这种呕吐常见于胃神经官能症，对这种呕吐，重在心理调节，要让患者对呕吐有正确认识，放松心情，可以采用深呼吸方法止吐。

如果呕吐伴有腹痛，首先应该考虑急腹症，要及时就诊。慢性腹痛可在呕吐之后获得暂时缓解，可能是因消化性溃疡、急性胃炎或高位肠梗阻所引起，但如果是因为胆囊炎、胆石症、胆道蛔虫病、急性胰腺炎等导致，那么呕吐一般不能使腹痛得到缓解。

如果呕吐伴有头痛，往往是因为高血压脑病、偏头痛、鼻窦炎、青光眼、屈光不正等疾病所致。伴有眩晕，很可能是梅尼埃病、迷路炎等，还需要了解是否由硫酸链霉素、卡那霉素、新霉素或庆大霉素等药物引起，一般可服用镇静药及颠茄类药物，待眩晕消除，呕吐就停止了。

　　总而言之，恶心呕吐也没有我们想象的那么简单。由于它的病因复杂多样，且呕吐发生和持续的时间不同、程度不等和年龄各异，所以，对机体产生的影响非常悬殊。轻者没有任何影响，仅有一过性不适，而长期慢性呕吐，会导致消化性食管炎以及低血容量、低钾、低钠、碱中毒等代谢紊乱症状，再进一步则会贫血、营养不良，严重时可引起水电解质平衡紊乱、休克或误吸、窒息、诱发心律不齐甚至死亡。所以，不管是对恶心呕吐本身，还是它背后的健康问题，我们都要引起足够警惕。

心情不好，胃就跟着捣乱

———— * ————

如果生活习惯不好，尤其是饮食习惯糟糕时，肠胃很容易受到伤害，然后我们就会出现各种不适的症状和疾病。但大家也许不知道，假如心情不好，比如我们生气、悲伤，胃也会受到影响，甚至跟着捣乱。这是因为，胃是我们身体中最受情绪影响的器官之一。

不得不说，我们的身体无比奇妙，藏着太多无法解读的秘密。虽然总说物质决定精神意识，可是你不得不承认，对健康来说，任何时候，精神意识都非常重要。

我们可能把每一件事情都做得很好——每天慢跑一小时，低脂肪、高纤维的饮食，经常静思……不过，如果不是真的爱自己，不是真的热爱生活，常常感到生活毫无价值，觉得自己容貌不佳，并且经常内疚和自卑，长此以往，这些负面念头都会在心中留下伤痕。身随心动，面由心生，我们的思想和念头就像是种子，像种子发芽最终长成大树一样，思想塑造和影响着我们的身体及内部的新陈代谢，我们的健康状况在一定程度上反映了心理状况。假如我们有灰暗消极的情绪与心态，一直处于低迷抑郁之中，那么身体状况也很难能好到哪儿去。

现代医学已经证实了，一个人如果经常在焦虑紧张的心情下工作和生活，机体的抵抗力会降低，就会引起胃肠道功能紊乱。临床统计显示，胃肠疾患中因情绪不好致病者占 74%。我们很难说到底是因为生病了才情绪不好，还是长期情绪不好导致生病。但可以肯定的是，两者存在密不可分的关系。

日常生活中，我们也都会有这样的体验，当我们的情绪紧张、郁闷不乐时，就会茶饭不思，也就是常说的没胃口。这时候，即便是吃了饭，也会感到胃部不适，甚至有时还会隐隐作痛，有的人还有头晕失眠等症状。这表明，情绪的变化将直接影响到我们的胃功能。

为什么会这样呢？原因可能是不良情绪会通过大脑皮层导致下丘脑功能紊乱，而下丘脑是一个与情绪有关的皮层下中枢，它可以通过植物神经系统影响胃肠道功能。骤然的恐惧、紧张等情绪变化，都可以提高副交感神经的兴奋，引起胃肠道蠕动加快、胃液分泌增加，从而引起肠鸣、腹痛、腹泻等；当人长期情绪紧张时，会使迷走神经兴奋性增高，通过皮层下中枢和神经体液调节机制使胃酸分泌增多，胃蛋白酶原水平增高，导致胃功能紊乱；而当人的情绪忧郁时，胃黏膜苍白，分泌减少，胃的蠕动减弱，同样也会导致胃功能紊乱。

临床上，胃功能紊乱最常见的症状是神经性呕吐、神经性嗳气和神经性厌食。在一些过分追求减肥的女孩子身上，我们经常可以见到神经性呕吐和神经性厌食。在西方青年女性中，神经性厌食的患病率为 10%，这些女性常常因为害怕发胖破坏体形而节制饮食甚至拒食，虽然体重已经很轻了，但总是认为自己过胖，于是尽可能地避免饮食，进行过度的体育活动，通过服药抑制食欲，甚至服用利尿剂和泻药，以至于她们的体重甚至减轻到了病质的程度。神经性厌食患者常常会有神经内分泌功能失调，表现为闭经、低血压、心动过缓、体温过低以及贫血水肿等，并且有多种胃电生理和神经激素的异常，比如胃节律障碍的发生增加、胃窦收缩受损、固体食物的胃排空明显迟缓，显然，胃已经受到了实质性的伤害。

既然现在我们已经知道了，精神状态不好是胃功能紊乱的主要诱因，那我们就要尽可能地避免有太多不良情绪如紧张、焦虑等，生活与工作上的压力、烦恼、意外不幸等，都可能影响胃功能的正常活动，进而引起胃功能障碍。所以，除了建立良好的生活习惯，我们还要善于控制情绪，保持好心情，这样才能有助于拥有健康强劲的胃功能。

肠道菌群失调，健康就会受连累

——— * ———

大家如果对上一章的内容还有印象，一定会记得，我们的肠道里生长着大量的细菌，正常状态下，这个庞大的菌群内部相互依存、相互制约，处于相对平衡状态，一起组成体内最大的微生态环境，成为维护人体健康的天然防线。但是，在非正常状态下呢？假如这种平衡被打破了呢？

当我们还是婴儿的时候，肠道里面充满了双歧杆菌等有益菌群，当我们长大成人，在身体健康的时候，肠道里面的菌群主要是厌氧菌，少数是需氧菌，前者约为后者的 100 倍。"常住"在肠道的正常菌群是类杆菌、乳杆菌、大肠杆菌和肠球菌等，还有少数过路菌，比如金黄色葡萄球菌、绿脓杆菌、副大肠杆菌、产气杆菌、变形杆菌、产气荚膜杆菌、白色念珠菌等。不管是"常住居民"，还是"临时居民"，它们都能相安无事、和平共处。

然而，随着年龄的不断增大，我们的身体机能自然老化，肠道活力也会自然衰退，于是肠道里面的菌群渐渐发生变化，有益的菌群逐渐减少，而对人体有害的菌群则可能不断增多，平衡就被打破了。如果说身体的衰老是一种无可奈何的变化，那么饮食、用药、抵抗力等因素则是我们可以尽量掌控的，要知道，它们同样可以引起肠道里面的菌群失衡。

比如，我们通常所说的"水土不服"，其实就是我们的身体因为气候和环境的改变而发生的肠道菌群失调。再比如，现在大家家里都有冰箱，虽然给我们带来了很多方便，可是有的家庭储存大量的肉食品及蔬菜，一时吃不完，过久的储存会让食物变质，吃了这些变质的食物之后就会引起我们的肠道菌群失调。

再比如，在人体抵抗力较低的情况下，比如瘦弱的婴幼儿、年老体弱和患急慢性疾病的人，假如长期应用广谱抗生素，肠道中的敏感肠菌就会被抑制，而没有被抑制的细菌就会乘机繁殖，从而引起菌群失调，导致其正常的生理组合被破坏，从而产生病理性组合，引起临床症状，也就是肠道菌群失调症。

临床上，肠道菌群失调往往还会引起各种肠炎。比如白色念珠菌性肠炎、金黄色葡萄球菌性肠炎、产气荚膜杆菌性急性坏死性肠炎、绿脓杆菌肠道感染、变形杆菌肠道感染、肺炎杆菌肠道感染等，这些疾病的诱因都是细菌。

举个例子，假如我们有某些急慢性疾病或者长期大量应用广谱抗生素，肠道的正常菌群受到抑制，而耐药的金黄色葡萄球菌则会大量繁殖，产生肠毒素，引起肠炎。主要的临床表现有高热、腹泻、大量稀水便或蛋花样便、腹胀、腹鸣、脱水和休克，腹痛常常不明显。症状比较轻的往往可以自愈，如果症状很重就需要选择合适的抗生素治疗，以抑制金黄色葡萄球菌的生长，让身体里面的菌群尽量恢复平衡。

所以，假如我们不想让肠道时不时闹情绪，那就一定要密切关注我们肠道内的菌群状况，预防菌群失调症。抗生素必须合理使用，避免滥用或长期使用，可用可不用就不要用，可以用窄谱的，那就不要用广谱的，同时，我们也要注意增强自身的抵抗力，这样才会让肠道菌群和我们的身体一样保持健康状态。

毒素难排，终成疾病"温床"

——— * ———

说起人体的排毒器官，大家第一个想到的可能是肝脏。没错，肝脏在排毒方面功不可没，但它可不是人体最大的排毒器官，我们最大的排毒器官是肠道。人体90%以上的毒素都由肠道排出体外，所以，肠道是否健康，能否正常排毒，与我们的身体健康和寿命长短密切相关。

每当提到毒素的时候，大家往往会想到食品质量安全问题中的毒素，我们担心各种黑心食品、环境污染、药物滥用等外来毒素对人体健康的威胁，大家对吃进嘴巴的食物格外谨慎小心，生怕摄入毒素。但是，其实人体内的内生性毒素是更加危险的，与外来毒素相比，它的危害是逐渐发生的，而且防不胜防，危害更大更长久。

然而，有一个让我感到非常遗憾的现实是，现实生活中，为了健康长寿，大多数人的思路总是停留在怎样使机体摄入更多更好的营养食物，却很少有人考虑这些食物在体内能否被全部吸收，以及渣滓怎样被排出体外。这种只重摄入、不重消化吸收，重视"进"、不重视"出"的普遍倾向，完全违背了这样一个客观真理——生命进程是个复杂的、综合性的过程，把吸收和排泄作为生命活动的统一过程加以辩证研究和对待，才是科学的做法。清除体内垃圾，使毒素失去根源，正本清源，才能从根本上清除病根，让健康成为一种可持续的状态。

所以，想要拥有健康的身体，我们必须重视排毒。我们体内的内生性毒素，主要包括新陈代谢所产生的废物，以及肠道废物被肠内菌分解所产生的毒素。那么，我们身体的毒素究竟躲藏在哪里呢？80% 的毒素在肠道中，还有 20% 左右存在于毛孔、血液以及淋巴等部位。可见，只要保证肠道清洁，毒素导致的身体危机也就解决了大半。

在健康的肠道中，粪便及时被排出，不至于产生太多影响健康的内生性毒素。但是，当饮食不正常、运动不足、压力、疾病、药物等导致肠道健康失衡时，内生性毒素就会累积，而且随着血液运送到全身，破坏免疫系统，引发包括过敏、器官病变甚至癌症等，后果相当可怕。那么现在，相信很多人关心的问题已经变成了：我身体里面到底有没有毒素？有多少毒素？

老实说，我们身体里面没有毒素是不可能的，一定会有，只是多少的问题。现在我们就来做一个小测试，看看自己身体里的毒素情况：

早晨不能在固定的时间自然醒来，起床后四肢乏力：5 分

洗头、梳头时持续掉头发：5 分

患有风湿症：10 分

腰腹部出现赘肉：10 分

经常发生便秘、腹泻：5 分

呼吸道容易"上火"：5 分

脸部皮肤粗糙：5 分

换季时经常皮肤瘙痒：5 分

工作 1 小时后就感到身体倦怠、胸闷气短：5 分

常常莫名地火气很大：5 分

食不下咽，味同嚼蜡：10 分

经常失眠，即使睡着了也老是在做梦：10 分

免疫力下降，流感一来，准跑不了：5 分

假如总分超过 20 分，表明你体内已经有少量毒素堆积；如果总分超过 40 分，说明体内毒素堆积程度已较为严重；如果总分超过 60 分，那么你的体内已经有非常大量的毒素堆积，如果不马上清除，很可能引发其他不良症状。

做过这个小测试后，我们对自己身体里面的毒素积累情况应该有了一定的了解，假如大家在上面的自测中总分较高，而且伴有口臭、口气不清新，放屁气味较臭，打嗝、胀气、腹部胀痛、便秘等症状，表示肠道已堆积了太多的废物和毒素，那么大家一定要尽早清理肠道，尽快把有害物质排出体外。

解读疾病
11种最常见的肠胃病

　　肠胃是我们身体中担负着消化食物、吸收营养之重任的大功臣，肠胃若出了问题，我们的身体各项机能的运转也会受到很大的影响。事先了解肠胃方面的各种疾病是如何发生的，有什么后果，哪些不良习惯会导致肠胃病，哪些疾病症状必须给予重视，可以帮助我们预防肠胃病，即使得了肠胃病也能尽早发现及时治疗。知己知彼才能百战百胜。

便秘，肠道"交通"不畅，身心受罪

———— * ————

虽然只有非常少的人会因为便秘来看医生，但我相信，便秘在人群中的患病率是相当高的，据有关统计显示出的数字是27%，但我根据我的判断，实际情况比这个比例更高。不同年龄段、不同性别的人，都可能被便秘所困扰，它几乎是最常见的消化问题。据临床统计，我国每周排便次数少于3次且十分困难者中，女性人数为男性的4倍。所以，虽然很多女孩子对这个问题觉得难以启齿，但为了自己的美丽和健康，还是请大家主动来了解这一方面的知识。

怎么才算是便秘呢？很多人可能会说"我有点便秘"，但要是让你说什么是便秘，恐怕又给不出标准和定义了。简单来看，临床上我们判断一个人是不是便秘可以依据下列标准。

在没有服用泻药的情况下，在过去12个月中的任何12周内至少出现下列两种情况：

每周少于3次排便；

25%以上的排便中出现粪便硬结；

25%以上的排便有排便不尽感；

25%以上的排便中感觉到排便费力；

排便时需要手指辅助。

当然，经常出现以上这些情况的话就已经是比较严重的便秘了。大家偶尔有一次排便费劲，虽然不是好事，但也并不代表就是便秘，而且，即便没有出现上述情况，也并不意味着我们就没有便秘。大家还要结合下面几点来判断：

正常的大便应该不软也不硬，假如太硬，就有可能是便秘；

与前一天所吃的食物量相比较，如果排出的便量明显过少，即使有排便也应该视为便秘；

大便如果有刺鼻的臭味，就证明肠道功能已经很紊乱，因为大便不见得一定都是臭的，尤其是排完便后还会放屁的人，表示大肠上半部依旧残留有不少粪便；

排完便后是否觉得神清气爽，是衡量有没有排干净的基准，如果没有这种舒畅的感觉，即使有排便，仍然是便秘。

现在，大家基本上可以确定自己到底有没有便秘了。虽然大家都知道便秘肯定影响健康，可是大家知道它的危害性到底有多大吗？如果我们清楚认识了便秘对健康所产生的危害，恐怕就再也不能容忍便秘这种"小毛病"在自己身上出现了。简单来说，便秘的危害包括：

产生体臭。便秘使毒素聚集，可引起口臭和体臭。

黄褐斑、痘痘。由于粪块长时间滞留在肠道，异常发酵，腐败，产生大量有害的毒素。并且长期便秘可导致肝脏的负担加重，体内毒素不能及时地排出，分泌系统功能出现异常，新陈代谢失调，从而导致便秘患者面部色素不正常沉着，出现黄褐斑、痘痘。

造成肥胖。宿便在肠道内不及时排除，会产生大量毒素，毒素可致大肠水肿，使得下半身血液循环减慢，比较容易形成梨形身材以及胖肚子。

引发痛经。女性慢性便秘病人由于盆腔肌肉长期受到刺激，常可引发痛经。

降低生育机会。长期便秘，可使女性肠道产生一种物质成分，干扰下丘脑—垂体—卵巢这一系统的功能，妨碍排卵，降低生育机会。

痔疮和肛裂。假如我们长期便秘，排便过于用力，会使肛管黏膜向外突出，静脉回流不畅，久而久之形成痔疮，若干硬的粪便划破肛门管，形成溃疡与创口，就会形成肛裂。

损害肝脏。大便长期积于肠道，会产生有毒物质，有毒物质被重新吸收入肝脏，就会损害到肝脏的功能。

导致脑中风甚至猝死。因长期便秘，排便时用力使腹压增加，加上屏气使劲而造成的心血管疾病逐年增加，如诱发心绞痛、心肌梗、脑卒中等疾病。

细胞变异。长期便秘可导致肠道细菌发酵而产生有毒物质，刺激黏膜上皮细胞，导致异形增生，易诱发细胞变异。

诱发癌症。长期便秘使得粪便中有害毒素持续刺激肠黏膜，易导致大肠癌。

以上我列举的还只是便秘危害中的一小部分；假如长期便秘，导致体内宿便和积累的毒素过多，我们整个人的身体状况都会变得非常糟糕，免疫力也会更加低下，各种疾病都有可能接踵而来。所以，预防便秘是我们应该特别关注的事情。

一般情况下，除非是由器质性病变，比如肿瘤、糖尿病、硬皮病、中枢性脑部疾患等因素引起的便秘，大多数便秘都是由不好的生活习惯引起的，比如，饮食结构不合理，肉类过多、青菜水果过少；喝水不够多；生活习惯产生变化，作息不规律，例如假期或外出；长期压抑便意，等等。而且，现代人便秘还有一个非常普遍的原因，那就是精神压力大，自主神经运作受到影响，进而使肠道蠕动变慢造成便秘。

因此，如果你正在被便秘所困扰，那么不要回避，要积极地寻找自己便秘的原因，并从改善饮食作息等生活习惯入手，改善自己的便秘情况，避免长时间便秘引发更大的健康问题。

腹泻，不一定是病，但也能致命

—— * ——

腹泻这件事似乎太常见了，"哎哟，我肚子好痛哦……我要赶快去上厕所，快受不了了！"相信许多人都有这种莫名腹泻的经历。在一阵猛烈的肠绞痛之后，突如其来的便意促使人冲向厕所、坐上马桶，紧接着，水便倾肠而出……而且，有时一天之内这幕情景剧要上演好多次，折腾得人虚弱不堪。

如果偶尔一次腹泻，但很快就好了，可能不是什么大问题，但假如长期腹泻不止，估计谁都得虚，肯定得来看医生。这不，前段时间我就接待了一位患者，他就是因为实在受不了自己的慢性腹泻，才无奈地来了医院。小伙子一米七的个子，只有一百斤出头，体型明显偏瘦。听他诉苦，连着好几个月了，只要一喝酒、咖啡就要跑厕所，患上慢性腹泻已经有一段时间了，有时候感觉快要好了，但没过多久又复发。最近喝酒多了点，就整天腹泻，整个人特别没精神，这才来了医院。于是，我给他做了各种检查，幸运的是小伙子并没有严重病症，最后诊断为过敏性肠道症候群，我给他开了药，又叮嘱他注意饮食节律，观察了一段时间之后，腹泻的情况明显有改善。

概括地说，腹泻指的是大便稀薄，次数多。从医学上讲，如果一天大便 4 次以上，每次都很稀薄，总量超过 200 克的话，就算是腹泻了。如果这种症状持续 12 周以上，就可以诊断为慢性腹泻了。

那么，我们为什么会出现腹泻呢？正常情况下，每天都有 9 ～ 10 升的水分通过十二指肠，其中 2 升的水是从食物中吸收来的，其余的都是消化器官分泌产生的。大部分水分都是在小肠被吸收的，只有 1 ～ 2 升被送到大肠，这其中，又有 90% 的水分被吸收，10% 的水分被排出体外。这时，如果肠道分泌和吸收出现异常，大便中水分过多，就是腹泻了。

急性腹泻比较常见，而引起急性腹泻的原因很多，比较常见的是由暴饮暴食、吃冷食或变质食物导致的，尤其是那些平时身体很健康却突然间腹泻的人，多数都是因为饮食不洁而被细菌或病菌感染。由于感染了外来的细菌、病毒或寄生虫等，而使得毒素抑制肠道吸收食物中的水分，从而导致粪便中水分增加，产生腹泻。所以当我们出外旅游时，很容易因为饮食不干净、舟车劳顿或水土不服，使得免疫力下降，感染细菌病毒而引起急性腹泻。

此外，造成急性腹泻的原因还有很多，例如因为吃青花鱼、螃蟹、虾等食物引起的腹泻；因为紧张、不安、焦虑、压力等造成神经紊乱，从而引发过敏性肠道症候群造成的腹泻；因为对乳制品的过敏性反应出现的腹泻，也就是乳糖不耐受症腹泻，等等。

正因为这些急性腹泻往往是暂时的，即便我们不管它，过一段时间自己也会痊愈。所以，很多人在肚子咕噜叫，急急忙忙往厕所冲时，顶多只会在心里想："午餐吃的炸虾太油腻了""昨晚酒喝多了"，不以为意，而且，此时大多数的人都认为吃些止泻药就好了。但我想要提醒大家的是，千万不要不管三七二十一地乱吃止泻药，假如碰上细菌感染性腹泻，比较常见的情况就是痢疾，有可能会随之出现高烧、溶血便、腹疼等症状，如果没有及时得到适当的治疗，甚至会有生命危险。

腹泻虽然让人不舒服，但从另一个角度讲，腹泻也是人体清理肠道内有害细菌的一种自身保护行为，如果硬性制止，反而会使有害细菌留在肠道内繁殖，引发更多的问题。这种粗暴的止泻行为是非常危险的举动，而且，大家知道吗？腹泻也有可能是一些非常严重的疾病的征兆。

比如，斑疹伤寒、溃疡性大肠炎、大肠息肉等器官障碍或特殊疾病会引起腹泻，有时候，除了腹泻，还伴有血便、黏液便、腹痛等症状，出现这些症状时都应该立即就医，此外，肝脏病、糖尿病、泌尿疾患等也会引起腹泻腹痛。像这种因为器官异常或特殊疾病引起的腹泻，我们一定要从发病原因着手，寻找正确的诊疗方法。

总之，腹泻是一种常见的症状，不是疾病，但是也不可大意，极端情况下也会致命。有的女孩子以为可以借腹泻来减肥，所以出现腹泻也不采取措施，这是错误的，如果腹泻情况有异常，还是应该及时就医，避免真实病因被忽略。

痢疾，最爱欺负小朋友

——— * ———

痢疾作为一种最常见的肠道传染病，相信大家都不会太陌生，这种疾病特别容易出现在 7 岁以下的小朋友身上，相信家长们对痢疾是深恶痛绝的，看着自家孩子吃什么拉什么，不光没精打采的，营养也难以被吸收，实在遭罪。因此，家长们更有必要好好了解痢疾是怎么回事。

虽然大家都熟悉痢疾，但可能不知道，痢疾可以分成两种：一种是细菌性痢疾，它是由痢疾杆菌引起的，另一种是阿米巴痢疾，它由阿米巴原虫引起，病变主要在盲肠与升结肠部位，临床上以腹痛、腹泻、排暗红色果酱样大便为特征，它很容易变成慢性，并且可以引起肝脓肿等并发症。但幸好，近些年来我国的急性阿米巴痢疾发病率越来越低，给我们带来的困扰没那么大了，目前我们主要需要提防的，还是细菌性痢疾。

有人可能会有疑问了，为什么不是所有人都会得痢疾呢？为什么孩子特别容易得呢？一般来说，当病菌到了我们胃里，就会被酸性极强的胃酸杀死。可是假如我们体质比较弱、吞入的病菌量相对比较多，它们不能完全被杀死，就会进入大肠里生长繁殖，产生毒素，使大肠黏膜坏死、溃烂而发生痢疾。由于孩子的自身抵抗力还比较弱，所以也就比较容易受到痢疾的侵犯。

痢疾的症状主要是呕吐、腹痛、腹泻和发热等，这个大家应该都很清楚。但是具体是怎样腹痛的？发热有什么特点？它跟普通的腹泻有什么区别？这些大家就未必知道了。一般来说，痢疾会让人高热，体温可以达到38℃～40℃，同时伴随着全身不适，它引起的腹痛，多在下腹及肚脐周围，而因为痢疾而来的腹泻，一天可能有数次至几十次不等，具体表现是脓血便、黏液便，伴有明显或不明显的里急后重现象。看起来，痢疾似乎也不是特别棘手，到底是这样的吗？临床上我们把痢疾分成了四种类型：普通型、轻型、重型、中毒型。普通型、轻型都还好，重型患者的高热、呕吐、腹痛、里急后重都很明显，排脓血便每天甚至达到数十次，严重者还会出现脱水和酸中毒症状。所以，对于重型痢疾，我们千万不能大意。但是这还不是最严重的，最严重的是中毒型痢疾，它在 3～7 岁儿童身上最为常见，我们一定要引起高度重视。

一般来说，中毒型痢疾发病初期，腹痛、腹泻等消化道症状并不会明显地表现出来，却会出现严重的毒血症症状，发病非常突然急剧，体温迅速升至40℃～41℃，伴有头痛、畏寒、惊厥或循环障碍等症状，甚至突然发生休克，通常要经过 24～48 小时后，才会出现消化道症状。夏季是最容易出现痢疾的，如果发现突然高烧、惊厥或昏迷的病人，不管是否拉肚子，我们都要考虑到中毒型痢疾的可能，要迅速送到医院，尽早进行确诊和抢救，千万不要因为没有拉肚子就拖延或者轻视。

由于痢疾主要是通过粪便传播的，而痢疾病人的大便中含有大量的痢疾杆菌，所以是痢疾的主要传染源，我们只要吃下被痢疾病人和带菌者粪便污染过的食物，或接触被污染的器具，就会得痢疾。

痢疾在夏天最容易发作，主要是因为夏天苍蝇的密度最高，苍蝇喜欢在厕所等不洁的地方停留，它的脚上有许多毛，毛上可黏附大量痢疾杆菌，于是苍蝇就成了痢疾杆菌的"义务搬运工"，它们停留在我们的食物或者用具上，就会将痢疾杆菌传染给我们，这样一来，夏季的痢疾发病率就明显上升。如果小朋友吃下被污染的食物或瓜果，玩过被污染的玩具且饭前又没有好好洗手，或者有吮手指的习惯，那么得痢疾的可能性就很大，这也是我们一直强调让小朋友养成饭前便后洗手的好习惯的原因。

因此，想要预防痢疾，关键还是注意食品卫生。不要吃腐烂变质以及被苍蝇、蟑螂污染过的食物，坚持做到饭前便后洗手，生吃瓜果的话要用流水多清洗几遍，或者削皮后再吃。当然与此同时，也不要暴饮暴食，以免胃肠道抵抗力降低，让痢疾杆菌轻易得逞。

胃炎，十有八九逃不掉

———— * ————

我们常说"十人九胃"，这个"胃"一般都是说胃炎，胃炎又可以分为急性胃炎和慢性胃炎。通常，因为胃部剧痛而匆匆忙忙来医院的患者，都是得了急性胃炎，它的症状一般就是胃部疼痛难忍，严重影响工作学习，连壮小伙都能给疼得走不动路。这种情况，医学上叫胃病急性发作，就是突然发生的，没有明显的诱因，有的是因为太累、疲劳，或者是饮食上出现了什么问题，造成胃部突然疼痛，出现急性胃炎的症状。

不过，并不是所有急性胃炎患者都会有腹部剧痛，很多人只是在上腹部，也就是胃所在的部位有隐隐作痛，或者仅仅是不舒服，比如有发胀的感觉，还有可能会伴有恶心呕吐的症状。还有的急性胃炎病人会出现呈柏油样的粪便，临床上称之为黑便，或者是呕吐物中有血，这就提示有消化道出血的症状，并且出血量还不少，应当立即送往医院抢救。

一般来说，急性胃炎可以是由浓茶、咖啡、烈酒、调味品等刺激性物质引起的急性单纯性胃炎，也可以是手术、烧伤、休克、创伤、多器官衰竭等引起的急性糜烂性（出血性）胃炎，还可以是链球菌、葡萄球菌及大肠杆菌等细菌感染胃壁引起的急性化脓性胃炎。虽然急性胃炎发病比较突然，看起来很凶险，但实际上，不管哪种急性胃炎，只要能够及时治疗，它恢复起来还是很快的，而且可以痊愈。但是，得了急性胃炎之后，如果胃黏膜病变经久不愈，就会发展成为慢性浅表性胃炎，慢性胃炎要温和许多，但同时也难缠得多。

上周出诊的时候，我还接待了一位慢性胃炎患者，是个年轻漂亮的姑娘，举止优雅。根据她所描述的胃痛、恶心、"烧心感"及全身倦怠感等症状，我确诊她得的是慢性胃炎，而且还比较严重。仔细询问之后得知，她在公司深得老板的赏识，然而，在接受强大工作挑战的同时，就得默默忍受长期高度紧张的工作以及饮食的不规律，时间久了，胃病就来了。

近些年临床上得慢性胃炎的年轻人越来越多，很多都是像这位姑娘一样的白领，他们有知识、有能力，平时也自认为注意培养良好的生活习惯，但由于长期处于高强度的工作之中，经常无法有规律地饮食，有时在上一顿省略的情况下又陪客户不停地吃上几个小时，有时候实在是饿了又没有时间吃饭就不得不吃一些零食来充饥。这样长期的不规律饮食，会给胃黏膜带来很大伤害，渐渐就变成了慢性胃炎。

而且，由于慢性胃炎缺乏特异性症状，症状的轻重与胃黏膜的病变程度并不一定一致。大多数病人常常没有症状，或者仅仅有程度不同的消化不良症状，比如上腹隐痛、食欲减退、餐后饱胀、反酸等，还有人可能完全感受不到任何不适。这虽然不会给我们的生活带来很大困扰，但直接后果就是我们对慢性胃炎不够重视，导致它越来越严重。

简单来说，慢性胃炎的实质是胃黏膜上皮遭受反复损害后，由于黏膜特异的再生能力，以致黏膜发生改建，而且最终导致不可逆的固有胃腺体的萎缩，甚至消失。

慢性胃炎形成的病因现在普遍认为有以下几种：致病菌特别是幽门螺

杆菌的慢性持续性感染；由急性胃炎转化而来；过热过冷以及过于粗糙的食物对胃黏膜的损伤是一个常见的物理性病因。此外，化学因素如浓茶、咖啡、烈酒、调味品、药物等也会破坏胃黏膜。比如长期大量服用非甾体类药物（如阿司匹林、吲哚美辛等）会抑制胃黏膜前列腺素的合成，破坏黏膜屏障；烟草中的尼古丁既影响胃黏膜的血液循环，又可导致幽门括约肌功能紊乱，造成胆汁反流，而胆汁反流可破坏胃黏膜屏障，从而导致慢性胃炎。最后，长期处于精神紧张状态，生活作息不规律，也非常容易让我们患上慢性胃炎。

如果大家足够细心，就会发现，不管是急性胃炎还是慢性胃炎，致病原因都不外乎来源于不健康的饮食、烟酒、用药等生活习惯，以及精神压力等心理因素，因此，要想不被胃病缠上身，我们就要"对症下药"，节制自己的日常饮食、戒烟忌酒、慎用对胃黏膜有损伤的药物，以及保持心情舒畅等，让自己成功逃离"十人九胃"的怪圈。

胃溃疡，胃黏膜的"自我消化"

———— * ————

记得一个周末的下午，我刚进诊室坐下，就看到一位满头大汗的男士背着一位脸色苍白、直冒冷汗、痛苦呻吟的女士进了诊室。原来两口子就是附近小区的居民，妻子的胃病又犯了，而且这次疼得实在厉害，路都走不动了，吓得老公赶紧背着她来医院了。

原来，妻子一直都有胃炎，但两口子谁也没当回事，胃病是多么常见的事情啊，他们觉得这种小病不需要到医院治疗，自己备点胃药，胃痛了吃点药就好，不必接受医生的治疗建议。虽然患有胃病，但妻子是公司的销售经理，还是要照常应酬喝酒，工作忙起来也只能饱一顿饿一顿的，工作压力又很大，这些都加剧了胃病的恶化。好几年了，她吃过很多种胃药，但胃病总是反复发作，近来经常感到恶心，总是想呕吐，经常反酸、嗳气，她吃的胃药也越来越多。这天中午，她跟客户吃饭又喝了点酒，回到家后开始胃痛，她像往常一样服了点胃药，以为过一阵就会好，没想到疼痛越来越剧烈，就出现了开始那一幕。

我大致了解了情况之后，让她做了幽门螺杆菌检测和无痛胃镜检查。结果显示，她的胃部感染了幽门螺杆菌，并且患有重度胃溃疡。听到这个结果，妻子一脸懊悔地对丈夫说："最近半年，我明显感觉到胃痛的频率越来越高，胃痛的程度也越来越剧烈。工作太忙，我就没怎么当回事，每次胃痛要么多吃点药，要么咬紧牙关挺过去，每次都想着下次再去医院来个全面检查。就这么一直拖着，没想到，居然发展到这么严重的地步。"丈夫也是一脸愧疚，要知道，重度胃溃疡如果不及时治疗可能引起胃癌，这可是致命性结果。

可能在大家的印象里，溃疡不是什么了不起的疾病，我们不是经常得口腔溃疡吗？挺一挺自己就会好。胃溃疡是不是也一样呢？所谓溃疡，一般是皮肤或黏膜表面组织的限局性缺损、溃烂，表面常覆盖有脓液、坏死组织或痂皮，通常的溃疡看起来也的确不是什么大毛病。

可是，为什么我们会出现胃溃疡呢？胃不是很结实吗？慢性胃溃疡的病因是非常复杂的，一般都认为，它跟胃液的消化作用是息息相关的。多年的研究已经证明，胃壁或十二指肠壁组织被胃酸和胃蛋白酶消化导致溃疡的形成，这种自我消化过程是导致胃溃疡形成的直接原因。可是，我们自己分泌的胃酸怎么会把胃壁消化掉了呢？这是因为胃壁本身已经出问题了，比如有炎症，此时酸性胃液接触到出现炎症的脆弱的胃壁，就有可能出现溃疡。

虽然胃溃疡一般不会致命，但常常会合并慢性感染，然后经久不愈，这就给我们带来了很多痛苦。比如，反复发作的胃痛。溃疡类疾病都有一个特点，就是规律性疼痛，胃溃疡的特征是饱餐痛，也就是疼痛在饭后半小时至 2 小时出现，至下次进餐前疼痛已经消失。它的疼痛部位往往在上腹中线的左侧或左上腹部，而位于胃小弯高位的溃疡、贲门或胃底部的溃疡，疼痛可出现在前胸的左下部位，胃溃疡位于后壁或向后穿透胰腺时，会出现后背疼痛。也就是说，它可能导致腹部、背部不同部位的疼痛，这一点大家要引起注意，以免误诊疾病。

虽然随着医疗水平的不断提高，消化性溃疡死亡率已经有了显著的下降，并保持在1%以下，30岁以下的患者，病死的几率几乎等于零，而年长者的死亡主要是由于出现了并发症，胃溃疡有可能出现癌变，所以我们还是要引起高度重视。

需要格外提醒大家的是，如果胃溃疡病人在自己的心窝部位可以摸到包块，质硬、表面不光滑，而且包块迅速增大，按压疼痛，随着包块的增大，呕吐也随之加重，这种情况大都是发生了恶变。而且，假如还出现了无法解释的黑便，或化验大便持续有血，就更应该提高警惕，这些往往是恶变的先兆症状。不过，如果是在吃了大量猪、羊、鸡等动物血之后，或者服用了某种药物之后出现黑便那就另当别论。对于上面提到的恶变征兆，大家一定不要有侥幸心理，一旦发现就要马上去医院检查。

胃癌，肠胃疾病中的头号杀手

—— * ——

基本上，不管是在诊室遇到的还是通过网络咨询的胃癌患者，起初都是抱着"胃病无大碍，挺一挺就过去"的观念，才会让自己的胃病一再恶化，直到发展成为胃癌。听说我在写书，一位胃癌患者恳求我把他自己的心里话写出来提醒大家："胃病真的不能忽视啊，久拖不治，后果真的不堪设想。我非常后悔当初没有及时治疗，现在遭受这么多罪。希望患有胃病的朋友不要像我一样走弯路，一定要重视胃病，及时采取科学的治疗方法，以免酿成恶果。"

这位患者一开始只是上腹部有一些不舒服，以餐后饱胀、隐痛为主，但是程度很轻，他也没有特别注意，也没有到医院接受全面检查和治疗，往往发作时就自己吃点胃药。然而到后来，上腹饱胀感和隐痛开始加剧，疼得都影响到了工作与睡眠，餐后疼痛尤其明显，这些都影响到了食欲，让他的体重开始逐渐下降。有一天他发现自己开始出现黑色大便，但依然没有重视，再后来就发展成了柏油样的稀便，同时家人发现他的脸色比以前苍黄，他自己也觉得疲劳、乏力、注意力不集中，有时还会眼前发黑，这才不得不来医院检查。结果发现他已经是"胃窦癌"中期。

大家要知道，胃癌这种病，国际上有一个统一的标准系统，叫胃癌TNM分期，通俗点来说，胃癌分早期、进展期、晚期。胃癌早期的5年内，患者有高达 90% 的生存率，胃癌进展期的 5 年内，患者有 30% ~ 40% 的生存率，但是，若到了胃癌晚期，还不进行治疗，生存期是极短的。在我国，胃癌早期的检出率是很低的，只有 15% 左右，而在日本、韩国等国家，胃癌早期的检出率是 60% ~ 70%。在我国，很多胃癌患者检出时已处于进展期或者晚期，而且症状已经比较严重，所以不管是生存时间还是生活质量都相当不容乐观。

然而，和其他大多数肿瘤一样，胃癌要想做到早期发现、早期诊断比较困难，主要原因是病人在早期大都没有明显的异常感觉，而到了有较典型症状出现时，往往已经不是早期了。如果病人能在最初有轻微症状时就有所警惕，也许能避免很多悲剧的发生。

但假如你要问我胃癌早期有哪些症状，这个问题是相当难回答的，刚刚也说了，很多患者在胃癌早期根本没有特异性的症状，有可能就是胃部不适、消化不良这样的表现，比如有人经常打嗝，还有一些上腹部的疼痛，老是消化不良，或者是口气比较重。若有谁本身就一直有胃病，但口腔清洁做得比较好，却突然出现不明原因的口气重，那就要引起警惕了，这很可能属于癌前病变。但总体来说，想要找出能够明确提示我们患了胃癌的信号，是非常困难的，我们只能建议年龄大于 40 岁的胃病患者在感觉异常的时候，去做个胃镜检查，及早排除隐患。

大家可能都知道，胃镜检查是不大舒服的，所以很多人对此都有恐惧心理，但实际上现在胃镜检查的技术越来越发达，没有大家想象的那样痛苦。不过，我也并不建议所有人去做。如果胃部确实有问题，我们可以每年或者每半年做一次，如果没有问题，我们三五年后再做一次就可以。总之，只要有必要就一定要去检查一下，永远不要对健康问题抱有侥幸心理。

对于胃癌，除了要尽可能早发现之外，我们最应该做的事情其实是提前预防、尽力避免。没有人愿意自己身上出现癌症，可是即便是对于胃癌这种最常见的恶性肿瘤，这种在我国各种恶性肿瘤中发病率居首位的疾病，人们的预防意识依然普遍不高，而这也正是胃癌发病率居高不下的一个重要原因。对于胃癌，我们每一个人都要提高警惕，不要以为癌症这种事情离自己特别遥远。

一般来说，胃癌主要的病因是我们不健康的饮食习惯，这是一种长期积累、由量变产生质变的疾病，所以养成合理的饮食习惯是关键。而且，胃癌的发病原因有很多，比如有人说胃癌也会传染，其实在某种程度上可以说胃癌的确可传染。因为胃癌的高发和幽门螺杆菌密切相关，我们中国人习惯混餐制，不愿意分餐，造成幽门螺杆菌可以在人群中大肆传播，这也就增加了胃癌的发病几率。如果家里有胃病患者，尤其是体内有幽门螺杆菌的患者，从家人健康的角度考虑，应多注意饮食卫生，并及时治疗，尽快根除体内的幽门螺杆菌。

另外，假如你是胃溃疡、慢性萎缩性胃炎患者，或者做过胃部手术，那么本身就属于容易出现胃癌的高危人群，一定要更加注意饮食卫生。而且，胃癌也是有一定遗传性的，假如父母或者直系亲属中有人得过胃癌，那么我们也属于高危人群，患上胃癌的几率比正常人群高 3 倍左右。对于这些常识，我希望大家都能了解，然后拿来指导自己的生活，保护自己的健康，不要让原本可以不那么恐怖的胃癌一再威胁我们的生命安全。

十二指肠溃疡，易"掉链子"的小肠道

———— * ————

我们在前面的内容中已经讲过了，十二指肠的长度大约相当于十二根手指的宽度，大约有 24 厘米，个头这么小，它在整个肠道系统中看起来似乎是微不足道的，但这短短的一节肠道却非常容易出问题，最常见的疾病就是十二指肠溃疡。

十二指肠在胃与空肠之间，呈"C"形，是小肠中长度最短、管径最大、位置最深且最为固定的小肠段。由于胰管和胆总管都在十二指肠开口，因此它既接受胃液，又接受胰液和胆汁的注入，所以十二指肠的消化作用十分重要，一旦出问题，对人体消化功能的影响很大。

不过，由于十二指肠和胃紧紧相连，而且胃溃疡和十二指肠溃疡的病因和临床症状有许多相似之处，如果患者描述不清自己的症状，那么有时医生也难以区分到底是胃溃疡还是十二指肠溃疡，因此往往诊断为消化性溃疡，或者胃、十二指肠溃疡。不过，胃溃疡和十二指肠溃疡有一个重要的差别，胃溃疡有可能癌变，但十二指肠溃疡则几乎不会。所以，大家可以了解一下二者的差别，做到心中有数。

首先，和胃溃疡的饱餐痛不一样，十二指肠溃疡是饥饿痛，也称为空腹痛，疼痛多在饭后 3 ~ 4 小时出现，持续至下一次进餐前，进食后疼痛可减轻或完全消失，有的病人可能出现夜间痛。所以，我们可以根据疼痛的时间来分辨到底是哪种溃疡。

其次，十二指肠溃疡位于上腹部正中间或偏右，疼痛的范围一般是比较局限的，并且局部伴有压痛。而当溃疡深度达到浆膜层或为穿透性溃疡时，疼痛就可扩散到胸部、左上腹、右上腹或背部等身体其他部位。相较而言，十二指肠溃疡的疼痛位置比较固定，不像胃溃疡的疼痛涉及的部位那么多。

而且，消化性溃疡最常见的并发症是上消化道出血，有 20% ~ 30% 的溃疡病患者曾有出血病史，而十二指肠溃疡出血比胃溃疡更多见。溃疡的另一种并发症，溃疡穿孔，十二指肠溃疡的发生率也高于胃溃疡。溃疡穿孔可发生在任何年龄段的患者身上，但高发人群还是以 30 ~ 50 岁的患者为主，其中，十二指肠溃疡穿孔多见于 40 岁以下的青壮年，而胃溃疡穿孔以 50 岁以上的中老年居多。

此外，虽然无论胃溃疡还是十二指肠溃疡，都是男性更易发、多发，但是，十二指肠溃疡多发于青壮年男性，而胃溃疡则多见于中老年男性。原因是，和胃溃疡相比，十二指肠溃疡的发病，与吸烟、生活及饮食不规律、工作及外界压力以及精神心理因素更加密切相关。因此，年轻人，尤其是工作压力大的年轻男性，要格外注意预防十二指肠溃疡。

和胃溃疡一样，十二指肠溃疡的发病机制不仅与胃酸、胃蛋白酶、幽门螺杆菌感染相关，还跟吸烟、进食刺激胃酸分泌的食物等因素有关。所以，想要预防十二指肠溃疡，我们重点还是要规律饮食，戒烟戒酒，同时保持良好的心态，避免过度焦虑与劳累，加强体育锻炼，只有这样，才能最大程度上预防十二指肠溃疡的发作，让肠道少些创伤，身体多些健康。

阑尾炎，被"堵"出来的病症

———— * ————

几乎所有的阑尾炎患者到医院时，都可以说是疼得死去活来，而且满心委屈："为什么是我？为什么我这么遭罪？"如果说痢疾、食物中毒等很多胃肠疾病跟个人讲不讲卫生密切相关，那么阑尾炎看起来似乎完全不是个人的过错，它跟个人卫生关系不大，而是与阑尾腔的梗阻、阑尾黏膜受损感染有关。听上去仿佛我们无缘无故地就遭了这样一场剧痛，但实际上，这当然"病出有因"。

我们之前已经讲过了，阑尾跟盲肠相通，它也是肠道的一部分，所以肠道的一丁点变化就会影响到阑尾。比如，肠梗阻的患者，也就是那些肠子被堵住的人，梗阻以上部位的压力会逐渐增高，如果阑尾也恰好被堵住了，它就会受到比平时更高的压力，血液供应就相应受到阻碍，阑尾就会进入缺血状态。如果我们没有立即就诊，随着缺血时间变长，阑尾会发生坏死，这时候，我们就会感觉到右下腹的剧痛，直到这时候，我们才能知道阑尾有炎症了。

还有一种情况，假如我们出现消化不良，也就是肠道蠕动变缓时，食物残渣就会无法以正常的速度排出肠道，这样就会导致食物残渣在肠道内积存，而这些残留下的食物残渣，也就很可能会"走岔路"进入阑尾里。当这些食物残渣、粪石甚至寄生虫进入阑尾时，就会摩擦阑尾表面的黏膜，导致阑尾在机械的刺激下，黏膜破损，引发炎症。同时，由于阑尾内也有和大肠内一样的各种肠道细菌，这些细菌会从破损的黏膜侵入血管，传遍全身，导致全身感染，造成高热、寒战等典型的全身性中毒症状，让我们痛苦万分。

大部分的阑尾炎都是这样出现的，但是细菌感染的扩散也是一个极有可能造成阑尾炎的原因。如果我们之前有过其他部位的感染又没有治疗彻底，细菌可能会随着血液来到阑尾"定居"，这时候阑尾组织由于受到细菌的感染，也会产生炎症。有些患者是由于腹腔的感染直接侵袭到阑尾而患上阑尾炎，不过这种情况并不多见，所以这里我们不多讲，我想要告诉大家的是怎么判断是否得了阑尾炎，以及最好怎样处理。

为什么要讲阑尾炎的判断呢？主要是因为，临床上我见过一些病人，他们的忍耐力真的特别强，阑尾炎发作时并未察觉真实病因，而是把阑尾炎当作一般的肚子痛，极力忍耐，不看医生，结果，导致炎症向腹腔其他部位蔓延，演变出腹膜炎、盆腔炎等更加棘手的疾病。所以，我们有必要了解一下阑尾炎是什么样子的。

一般来说，典型的阑尾炎有腹部剧痛、发热、胃肠道症状以及右下腹部压痛和腹肌紧张四大症状。

腹部剧痛是最常见的症状，阑尾炎腹痛的特点是转移性腹痛，也就是开始时是上腹部肚脐周围痛，经过几小时或半天左右，腹痛转移到右下腹部。大多呈现持续性疼痛，有时候会有阵发性的加重，患者常常只能屈着右腿侧躺，不敢直腰走路，常常卧床不敢动或呻吟拒食，而婴儿常以阵发哭闹来表达腹痛。在腹部开始痛几个小时后就会发烧，随着病情发展体温上升到 38℃～39℃甚至更高。所以，假如我们出现明显的右下腹痛，或者先出现肚脐周围的疼痛进而转移到右下腹，那就要警惕自己是不是患了阑尾炎，要尽快到医院看医生。

虽然阑尾炎的发病与否不是我们能控制的，但我们能做到的是发病后进行彻底治疗，不让它转为慢性。这里我想要强调的是，还有很多人认为阑尾可有可无，于是，阑尾炎发作时的疼痛会促使很多人将阑尾一割了之，但我们前面介绍阑尾时也讲了，阑尾里面有大量的淋巴组织，它实际上是人体免疫系统的一个重要组成部分，所以我并不建议大家割掉阑尾。事实上，大约有三分之二的阑尾炎患者都不需要手术，用抗生素治疗的效果也不错。

总之，既然医学上对于阑尾已经有了新的认识，那么大家也应该走出以前错误观念的误区，重新看待阑尾存在的意义，作为我们身体与生俱来的一部分，它必定有它的作用和价值，不到万不得已，不要轻易舍弃。

慢性结肠炎，难以根治，需警惕癌变

———— * ————

关于慢性结肠炎，我们首先得厘清概念。从广义上来讲，凡是导致结肠的慢性炎症都可以称为慢性结肠炎，从狭义上来看，仅仅是指溃疡性结肠炎。慢性结肠炎的病因目前还不十分清楚，它是一种结肠和直肠慢性非特异性炎症性疾病，病变局限于大肠黏膜及黏膜下层。发病年龄一般在 20 ~ 50 岁，男女没有显著差别，但 20 ~ 30 岁最多见，所以年轻人一定要格外留心。

一般来说，慢性疾病的病程都很长，病情都缠绵难愈，但通常不会特别痛苦。可是慢性结肠炎偏就是个例外，尤其是溃疡性结肠炎，大便带黏液和脓血，患者十分痛苦。下面我们先来着重讲讲慢性溃疡性结肠炎。

慢性溃疡性结肠炎的最初表现有许多形式。血性腹泻是最常见的早期症状，其他症状还有腹痛、便血、体重减轻、里急后重、呕吐等，偶尔主要表现为关节炎、虹膜睫状体炎、肝功能障碍和皮肤病变，相对来说，发烧倒是一个不太常见的征象。在大约八成患者身上，慢性溃疡性结肠炎表现为慢性、低恶性，在其他不到两成患者身上呈急性、灾难性暴发的过程，这些患者表现为频繁血性腹泻，每天可多达 30 次，并伴随高热、腹痛，折腾得人简直虚弱不堪、痛不欲生。

而且，大家一定要注意，溃疡性结肠炎不是普通的炎症，这种病十分复杂，甚至会产生癌变，每年死于结肠癌的患者人数逐步上升。然而，大部分的结肠炎患者却仍没有因此引起足够的重视，以为便秘、腹泻、肠鸣、腹痛不要紧，吃点消炎药很快就好，没什么大不了的。但是，若不铲除结肠炎根源，最终会导致病情反复发作，由轻变重，久治不愈，形成慢性结肠炎，慢性结肠炎容易引起多重并发炎症，如大量便血，导致患者因失血过多而休克；肠炎感染会导致肠狭窄；肠溃疡任意发作，极易造成肠穿孔，其死亡率高达41%；还有5%的结肠炎最终发生癌变，成了结肠癌。

然而，很多年轻人对此缺乏足够的认识，他们往往麻痹大意，在发病初期没有充分认识结肠炎的危害，以为结肠炎可不治而愈，因此没有及时治疗，造成病情逐渐加重，病情复杂程度大大增加，治疗难度自然也随之增加。还有一些患者轻信偏方、盲目治疗，而不去正规肛肠医院进行治疗，自行服用药物，其结果只能是越治越重，还经常掩盖了真实病情的发展，导致最终出现中毒性肠扩张、肠狭窄、肠穿孔、肠息肉、结肠癌等严重的并发症。所以，已经有了结肠炎的人群，要对自己的病情足够重视。

引起结肠炎的原因比较多，主要是因为自身免疫力低下，另一个主要原因是病原体感染，说到底，病原体感染也是因自身免疫力低下才引起的。因此，预防要从两方面入手，一是增强人体免疫力，增加体内白细胞数量；二是促进人体淋巴排毒，淋巴排毒可以排出病原体分泌的毒素，抑制病原体的生存环境，减缓病原体繁殖。这样一来，白细胞增多而病原体数量减少，病原体最终必然会被消灭。另外，结肠炎还受到遗传基因和精神因素的影响，因此，我们要尽量排解自己的生活压力，让心情保持愉快，避免产生有利于遗传基因和精神因素复发的环境，尽可能地让结肠炎远离我们。

肠易激综合征，压力过大引发肠道"抗议"

—— * ——

有时候，我们的胃会给我们捣个乱，不好好工作，出现功能上的紊乱，肠道也一样，偶尔会调皮地耍个小性子。当肠道出现功能性紊乱时，最主要表现为肠易激综合征，它又被叫作功能性肠道综合征、易激结肠、痉挛肠道和痉挛结肠等。这种病症会有一组表现症状，主要有腹痛、腹胀、排便习惯和（或）大便性状改变等，它们会持续或间歇发作，但并不存在引起这些症状的器质性疾病。

在欧美，肠易激综合征的发病率是 10% ~ 20%，我国相对稍微低一些，在北京、上海等一线大城市的发病率大约是 9%。一般来说，这种疾病的患者以中青年居多，50 岁以后首次发病的比较少见，值得注意的是，患者的男女比例约 1 : 2，也就是说，和很多胃肠疾病不一样，年轻女性是肠易激综合征的高发人群。

可发生于腹部任何位置的疼痛，是肠易激综合征的主要症状，并且这种腹痛在排便后大多可以缓解。除此之外，腹胀和胀气、大便含黏液、便秘、腹泻，尤其是进食后或者早晨大便后仍感觉没有排干净、便急等，都是肠易激综合征的常见症状。旅行、参加社交活动或者改变日常生活规律时，这些症状都有可能加重，如果没有摄入足够的健康食物或者一次性进食过多，也会加重病情，还有些病人的症状和特定的食物有关，而女性患者有时会发现她们的症状在月经期更加频繁。

虽然很遗憾，但我还是得告诉大家，想要根除肠易激综合征是相当困难的，它没有特效药物。然而，如果你的症状非常严重，医生会开一些帮助减轻症状的药物。比如解痉药可以帮助主要症状为腹部绞痛的病人减轻腹痛，天仙子胺和双环维林可以减轻结肠的痉挛，热敷腹部也可以让病人舒适一些。如果腹泻是主要的问题，洛哌丁胺会有帮助；如果焦虑使你的症状加重，医生会短期用一些镇静剂；如果你的症状严重并且感到抑郁，医生还会给你一些抗抑郁药。

但是，需要提醒大家的是，尽管我告诉了你这些常识，但也尽量不要擅自用药，还是和医生一起制定治疗方案比较好。不过，也有一个好消息，尽管肠易激综合征可能会伴随你终生，可能对你的日常生活有一些影响，比如你会不方便外出工作或学习，但它不会加重，不会导致癌症，也不需要手术，更不会缩短寿命。

从日常生活方面来看，缓解肠易激综合征的最好办法是保证健康饮食，避免吃加重症状的食物，以及调节好自身的压力。健康饮食基本上是预防、治疗任何胃肠道疾病都需要做到的，随后我们会详谈到底该怎样健康饮食。

虽然没有任何一种食物会直接引起肠易激综合征，但是有些食物可以加重症状。可以引起症状加重的食物，大多富含脂肪或咖啡因，脂肪和咖啡因会引起肠道收缩，导致腹痛。如果你的症状是胀气，还应该避免产气的食物，这些食物有豆类、卷心菜和一些水果。

不过，每个人的体质不一样，对食物的反应也不一样，想要找到加重症状的食物，我们可以连续几个星期记录自己摄入的食物和症状变化。如果你认为某种食物让你症状加重，就不要再吃，比如，有人有乳糖不耐受症，那么喝牛奶就会加重肠易激综合征的症状，这时候，我们就不要喝牛奶了。但是，也不要仅凭一次变化就戒除某种食物，否则可能会让自己能吃的东西越来越少，营养就会不够全面。

由于胃肠都非常容易受到情绪的影响，和胃功能紊乱一样，压力过大、情绪低落也会诱发肠易激综合征的症状，所以我们要积极应对生活中的压力，比如做做运动、听听音乐或进行放松训练，让自己拥有轻松平和的心态，这样不仅可以预防肠易激综合征，还能预防其他很多胃肠道疾病，让胃和肠都乖乖的，不跟我们捣乱惹事。

直肠癌，最有可能治愈的癌症

————— * —————

大家是不是觉得直肠癌并没有那么常见，不像胃癌一样离我们那么近？那么，我接下来要告诉大家的事实可能会出乎大家的意料，以前直肠癌的发病率在我国癌症系列中仅次于胃癌和肺癌，居第三位，而目前，它已在癌症排行榜中跃居第二位了。在中国，每5分钟就有1人死于直肠癌，它也是非常常见的消化道恶性肿瘤之一，超过40岁的男性更是高危人群。

直肠癌的病因目前仍然不十分清楚，但我们能确定，它的发病与社会环境、饮食习惯、遗传因素等有关，其实，饮食和生活方式，几乎是所有癌症的祸根。目前基本公认，动物脂肪和蛋白质摄入过高，食物纤维摄入不足是直肠癌发生的高危因素，另外，直肠息肉也是直肠癌的高危因素。

虽然我们并不是很清楚直肠癌的发病原因，但这并不意味着它是不可防治的，相反，它是最容易自我筛查的病症，如果能尽早发现，也是最有可能被治愈的癌症。直肠癌生长很慢，潜伏期较长，93%的直肠癌来源于腺瘤（一种癌前病变），从腺瘤发展到癌需5～7年，假如我们能够每年进行便隐血检测，可以让直肠癌的死亡率降低33%。然而，尽管直肠癌可防可治，但是在我国，实际上超过80%的直肠癌患者确诊时已发展到中晚期，早期诊断率仅有10%～15%，而且，早期直肠癌的术后存活率高达90%～95%，甚至更高，而晚期则只有5%。

和很多癌症一样，早期直肠癌多数是没有明显症状的，等发展到一定程度时，才会出现血便、脓血便、里急后重、便秘、腹泻等，排便习惯也会发生改变，而且大便会逐渐变细，晚期则会出现排便梗阻、消瘦甚至恶病质。等到癌细胞扩散，侵犯到膀胱、尿道、阴道等周围脏器时，还会出现尿路刺激症状、阴道流出粪液、骶部及会阴部疼痛、下肢水肿等，这时候，基本上患者的生活质量和生命安全已经很难得到保障了。

正因为直肠癌的早期没有明显的特异性症状，所以更需要警惕，临床上我们会对大便出血的病人给予高度重视，一般不会轻率地诊断为"痢疾""内痔"等，往往会让病人接受进一步的检查以排除癌肿的可能性。因此大家同样也要有这个警惕性，假如真的有便血的症状，最好去医院做个检查。而且，即便大家没有便血症状，如果属于直肠癌的高危人群，最好能够把隐血检测列入体检项目中去。

尤其是有将军肚的中年男性，更要多加留心。因为很多医院里的直肠癌病房中，患者几乎全是胖人，其中绝大多数是重度肥胖，尤其是中段肥胖，也就是肚子较大的人患直肠癌的很多。因此，假如我们已经过了中年，体型又比较肥胖，在做体检的时候就可以考虑加上一项便隐血检测。

虽然直肠癌如今离我们越来越近，发病率呈上升趋势，但我们还是有办法预防的，只要我们平时少吃油腻食品、高脂肪高热量食品，不要养成憋大小便等坏习惯，同时加强体育锻炼，就可以在很大程度上预防直肠癌。

健康习惯

改善肠胃之初始

　　良好的生活习惯能为我们的健康保驾护航，而不良生活习惯会让我们的健康之路荆棘丛生。对于肠胃健康来说，很多疾病都是由生活中的种种不良习惯长期积累而来的，而这些习惯最容易被我们所忽视。因此，从饮食、作息、卫生、心理等生活细微处入手，一点一滴开始改变，持之以恒，定能改善我们的肠胃，让健康与我们始终相伴。

良好的生活习惯，是对肠胃最好的呵护

—————— * ——————

其实肠胃方面的疾病，大都是生活方式病。肠胃不是铁打的，它们禁不起日复一日的折腾虐待，如果你不爱惜，伤害了肠胃，将来总有一天它们会报复我们，而如果我们保持健康的生活习惯，让肠胃感受到我们的善意，它们也会健康快乐地为我们服务。现在我们就来一起看看为了呵护肠胃，需要养成哪些好的生活习惯。

• 良好的饮食习惯

良好的饮食习惯包括：饮食有规律，三餐定时定量，不过饥或过饱，保持营养均衡。不良饮食习惯会引起许多种消化道疾病，很多人的胃病都是吃出来的，也就是长期不规律的饮食、不合理的食物搭配造成的。

我们在对食物的选择上，要偏重比较容易消化的食物，而且要细嚼慢咽，让食物经过充分咀嚼后再下咽；食物要以清淡为主，忌过冷、过热、过硬、辛辣刺激、油炸熏腌的食物；一日三餐中，要多吃绿色新鲜的食物，少吃加工食品，尤其是加工休闲零食，可以喝粥，但不要吃汤泡饭。

此外，还要少喝酒、浓茶、浓咖啡，因为它们对消化道都有很大的刺激性，喝多了会损伤胃黏膜，引起胃黏膜充血、水肿，甚至出血、糜烂。所以酒是要尽量避免的，而浓茶和咖啡也要少喝尤其不要空腹喝。

另外，不要吃霉变的食物，引起食物霉变的霉菌是很强的致癌物质，霉变食物在产毒真菌作用下会产生大量的亚硝酸盐和二级胺，在胃中又可合成亚硝胺类化合物从而致癌。所以，大家千万不要因为节俭而不肯丢掉剩了很久的饭菜以及发霉变质的食物，最终损失的可是我们人生中最大的财富——健康。

• 良好的卫生习惯

世界卫生组织称，每年新发现的胃癌有近一半与幽门螺杆菌感染有关。由于中国人没有分餐的习惯，容易交叉感染病菌，在我国大概有 60% 的人感染了幽门螺杆菌，也就增加了得胃癌的风险。

经研究证实，清除胃内幽门螺杆菌感染后，可以使癌前病变及胃癌的发病风险降低 40%。预防幽门螺杆菌感染，关键要防止病从口入，饭前便后须洗手，尽量吃高温加热过的熟食，喝开水，生吃瓜果要洗净。这些从幼儿园起就开始强调的卫生习惯，对我们的肠胃健康是有实在意义的，大家可别不当回事。

• 良好的心理状态

当我们紧张、烦恼、愤怒时，肠胃都可以直接感受得到，这会导致胃肠功能失调，分泌出过多的胃酸和胃蛋白酶，使胃血管收缩、幽门痉挛、排空障碍，胃黏膜保护层受损，造成自我消化，形成溃疡。

而且，流行病学调查发现，胃癌患者普遍具有"性格内向，爱生闷气"的特点，所以，遇到生活变故而受到的精神打击越严重，胃癌发生的相对危险性也越高。因此，我们要尽可能保持心情愉快和情绪稳定，避免紧张、焦虑、恼怒、忧郁等不良情绪影响自己的肠胃健康。

• 良好的作息习惯

这里的"作息"，指的其实是"劳作"与"休息"。要想肠胃健健康康的，大家就要注意劳逸结合，不能过分劳累了。因为无论是体力劳动或是脑力劳动，如果疲劳过度，都会引起胃肠供血不足，分泌功能失调，胃酸过多而黏液减少，使胃黏膜受到损害。

另外，过分缺乏锻炼也是不对的，很多脑力劳动者往往运动量严重不足，为此，大家一方面要注意休息，另一方面也要加强运动，因为运动可以增强体质，整体上提高人体免疫力，减少疾病的发生，当然也就可以预防胃肠方面的疾病。

• 良好的用药习惯

现在很多家庭都备有常用小药箱，这说明大家的卫生保健意识有了很大的提升，值得鼓励，但与此同时，大家在服用一些非处方药的时候也要注意，容易损伤胃黏膜的药物主要有三类：一是乙酰水杨酸类，如阿斯匹林；二是保泰松、消炎痛、布洛芬等非甾体抗炎药物；三是皮质类固醇等激素类药物。所以我们应该尽量避免应用这些药物，如果必须吃，就要控制剂量和疗程，最好在饭后服用。

还有很多胃病患者没有良好的用药习惯，主要表现在胃不舒服就随便买些胃药吃了，还有些人觉得胃病是小病，毫不在乎，这些都不可取。建议 40 岁以上的健康人每年或每两年做一次胃镜或钡餐检查，如果已经有消化道疾病，就更要听从医生建议做相应的检查，再根据医生的建议来用药，千万不要自己想当然地服药。

胃是自己的，想什么时候吃东西、吃什么都是自己说了算，别人管不着，但是我们的胃也有自己的作息规律，假如你能够顺应它的规律进食、休息，胃也就等同于在正常工作，如果你吃饭时间不规律，或者熬夜、吃夜宵，那就可以理解成胃在加班，或者不断地调班，不用说，这一定是对我们的健康不利的。

最健康的生活作息表

假如你是胃病患者，或者愿意好好保养自己的肠胃，那么我们下面就一起来看看这个根据胃肠运动规律制作的生活作息表吧，假如我们每天都能照做，相信肠胃一定会更健康。

早上 7：00 喝杯温开水。不仅可以补充身体流失的水分，还可以湿润口腔、食管、胃黏膜，冲刷附着于黏膜的黏液和胆汁，促进胃肠蠕动，利于排便，为进餐做好准备。但是这杯水大约 100毫升即可，不宜过多，以免冲淡胃酸，影响消化。值得注意的是不宜喝凉水，以免对胃部造成刺激。这一时间段，大家还可以练习叩齿 100 下，或者张嘴、舌尖抵住前腭，这样做会有助唾液分泌，而唾液中含有的淀粉酶可以帮助消化。

早上8：00 早餐不能省。经常不吃早餐容易引发胃病、十二指肠溃疡，这两种疾病的发病率非常高，还容易导致低血糖、记忆力下降，增加患胆结石的风险。一份营养丰富的早餐应该包含谷类、奶类、肉类、豆制品、水果和蔬菜等。此外，早餐不宜吃辛辣刺激性食物，以免在空腹状态下损伤胃黏膜，同时吃的速度不宜过快，如果时间允许，应持续20～30分钟。

上午10：00 起身走一走。放下手中工作，小歇片刻，做一些简单的肢体放松运动，有助于早餐消化。顺便喝点水或吃点水果，可以补充水分和维生素，稀释血液、促进血液循环和废物代谢。

中午12：00 午餐多补充蛋白质。在吃午餐的时候，应该注意补充优质蛋白，比如鱼类、瘦肉、豆制品。如果是冬季，午饭前可以喝点汤，因为在食物比较干而唾液分泌不足的情况下，适量的汤水有助于消化和吸收。饱餐后，一定要站立一会儿，不要坐卧或下蹲、弯腰，以免腹压过高诱发胃食管反流，而且餐后不宜立即快走或奔跑，以免引起胃下垂或腹部痉挛。

下午1：00 打盹儿助消化。如果有时间最好能美美地睡个午觉，只要半个小时，就能让大脑得到休息，多分些循环中的血液去供应胃肠道，以促进营养物质的消化吸收。但最好别趴在桌上午睡，以免压迫腹部，造成肠胃胀气。

下午3：00　给胃加点餐。下午如果觉得饿，可以喝点下午茶，吃上几片饼干或者一些点心、水果，适当补充些能量，因为长期空腹容易导致胃溃疡和胃肠功能紊乱。

下午6：00　晚餐宜清淡。晚上的进食量以七分饱为好，并注意补充杂粮和新鲜蔬菜，杂粮和蔬菜不但可预防高血脂，还可以增加维生素及纤维的摄入，促进胃肠蠕动，防止便秘。晚上睡眠状态下心跳和血液循环都比白天慢，胃肠运动也会减慢，如果进食大量高脂肪、高热量食物易使血脂升高，使血流更缓慢，不但易导致消化不良、肥胖，还会增加心脑血管意外风险。

晚上7：00　散步防受寒。餐后1小时别做"沙发土豆"，因为这是脂肪最容易堆积的时候，尽量不要躺着或久坐，可以散散步、做做运动，但应该注意，餐后半小时内最好别做剧烈运动。此外，由于胃靠近腹壁，只有少量肌肉和脂肪等在外围包裹，容易受凉，因此，如果冬季外出散步、锻炼身体，一定要做好保暖工作，运动时护好腰腹，尤其是老年人、体质较弱者更要注意。

晚上10：00　睡前尽量别进食。虽然大家都说睡前喝牛奶有助睡眠，但这样做会刺激胃酸和胆汁的分泌，胃不好的人最好睡前不要进食。

合理膳食，肠胃健康的第一步

———— * ————

合理膳食，均衡营养，这一饮食理念早已被大家所公认，可是到底怎么做才能达到这样的目的呢？尤其是对于肠胃不好甚至已经患了肠胃病的人来说，吃什么，怎么吃才是科学合理的呢？是不是对肠胃不好的东西就要绝对禁止，对肠胃好的就要顿顿都吃？

其实对于病人来说，某些食物对病情不利，我们只要注意少吃就好了，不一定都要完全避免，有些食物对病情有益，那我们可以在日常饮食中适当增加一些分量，但这绝对不意味着让我们挑食偏食、饮食单一化。最健康的饮食习惯，应该是科学搭配、合理膳食，然后在此基础上根据个人体质稍微做出调整。

那么，怎么吃才算是合理膳食呢？在《中国居民膳食指南》中，营养学家为我们推荐了各种食物的每天摄入量，用膳食宝塔表示，分成五层：谷类食物位居底层，每人每天应吃 300 ～ 500 克；蔬菜和水果占据第二层，每天分别应吃 400 ～ 500 克和 100 ～ 200 克；鱼、禽、肉、蛋等动物性食物位于第三层，每天应吃 125 ～ 200 克（其中鱼虾类 50 克，畜、禽肉类 50 ～ 100 克，蛋类 25 ～ 50 克）；奶类和豆类食物合占第四层，每天应吃 100 克奶类及奶制品和 50 克豆类及豆制品；第五层塔尖是油脂类，每天应不超过 25 克。

当然，这个建议是针对健康成年人而给出的平均数值，我们可以根据自己的身体状况以及现有的饮食习惯做出调整。一般来说，我会建议大家从以下几点出发培养合理的膳食习惯：

• 主食不能不吃

每一个成年人每天应该摄入 300 ~ 500 克的谷类、薯类等主食。很多人不吃主食，这样既不利于养胃，也不利于营养均衡。我们的膳食中大约一半的热量是由碳水化合物提供的，食物中的碳水化合物有以下三类：淀粉类、食物纤维类、糖类（单糖、双糖）。很多主食中富含淀粉和食物纤维素，如全麦面粉和其他谷类、豆类、块茎类（如土豆）植物等，它们还含有重要的维生素、微量元素，所有这些物质对身体健康和预防癌症都是十分重要的。

• 多吃蔬菜水果

每天忙忙碌碌常吃工作餐的上班族，尤其要注意计算一下你每天吃的水果和蔬菜的分量，看看你每天是不是真的吃了 500 克以上的蔬菜和水果。蔬菜水果最好选择当季的，既划算营养价值也高。需要注意的是，蔬菜、水果的多样性是关键，假如我们能够每天吃五种或五种以上的蔬菜、水果，而且常年坚持，既有利于肠胃的健康清洁，还会有预防癌症的作用。

• 限制红肉，多吃鱼肉

即使你是个无肉不欢的人，每天摄入的红肉也不能超过 90 克。红肉是指牛肉、羊肉、猪肉或由这些肉加工成的食品。如果每日摄取超过 90

克红肉，可能会增加你患结肠癌和直肠癌的风险，同时也可能增加你患胰腺癌和肾癌的几率。最好的选择是吃鱼、家禽、野味以替代红肉，吃这些肉类比吃红肉更有益健康，尤其是鱼肉，大家可以尝试每周至少吃两到三次鱼。

• 限制动物性脂肪的摄入

我们日常所吃食物中的脂肪，按照化学结构可以分为饱和及不饱和的脂肪。饱和脂肪大多来自动物性食品，在室温下通常呈固体状，在肉类和奶制品中十分丰富，不饱和脂肪在室温下通常为液体状，主要存在于蔬菜或植物油中。从健康角度来讲，我们要限制高脂食物，特别是动物性脂肪的摄入，选择恰当的植物油并限制用量，这对于减少癌症的危险性是非常重要的。

总而言之，不管大家有没有胃病，合理膳食的关键并不在于摄取低热量、低脂肪的加工食品，或者吃一些保健品，也不是听说哪些食物对身体好就拼命多吃，而是科学进行搭配，把握好一个"分寸"与"平衡"。只有这样，才能达到既保健肠胃，又让我们获得长久健康的效果。

早餐不能忘，不吃危害大

—— * ——

很多不爱吃早餐的女孩子都会问我："一天有三餐，为什么非要强调早餐呢？我早上明明不饿，不饿也一定要吃吗？"我经常会跟她们说："假如你一天三餐规律的话，早上不会不饿的，不饿可不是什么好事。非要强调早餐，是因为早餐特别重要。"

为什么早餐很重要呢？因为经过一个漫漫长夜，人体内储藏的葡萄糖已经被消耗殆尽，这时候就急需补充能量与营养。但是，许多上班族由于早上时间比较紧迫，再加上不重视早餐，养成了不吃早餐的不良习惯，而有些人就算吃早餐，也是很马虎，吃的早餐营养不均衡，只求填饱肚子。这样的确省事，不过可能使你一整天都会精神不振，而且还会对健康造成极为不利的影响。那么，不吃早餐都有哪些危害呢？

第一，经常不吃早餐，最受影响的是胃。因为假如没吃早餐，直到中午才进食，胃长时间处于饥饿状态，会造成胃酸分泌过多，于是容易造成胃炎、胃溃疡。

第二，不吃早餐会让我们大脑的记忆力和反应能力明显下降。因为血糖是保障大脑工作的主要能量来源，不吃早餐或早餐中的热能不够，会导致血糖的浓度太低，一旦大脑细胞不能得到足够的血糖供应，脑记忆和反应能力就会下降，注意力更是难以集中，这就直接影响了工作和学习效率。而我们常见的老年性痴呆症，很多也是由于长期不吃早餐而引起的。

第三，不吃早餐会让我们患糖尿病和心血管病的危险显著增加。 因为不吃早餐，饥肠辘辘地开始一天的工作，身体为了取得动力，会动用甲状腺、副甲状腺、脑下垂体之类的腺体，去燃烧组织，除了造成腺体亢进之外，更会使得体质变酸，患上慢性病，增加了患高血脂、高血压的危险性。

第四，经常不吃早餐，容易患胆结石。 原因在于空腹时胆汁分泌会减少，胆汁成分也会发生改变，其中胆酸含量减少，使得胆固醇在胆囊中沉积，长此以往，就会慢慢形成胆囊结石。

第五，长期不吃早餐会使人变胖。 人体一旦意识到营养匮乏，首先消耗的是碳水化合物和蛋白质，最后消耗的才是脂肪，所以不要以为不吃早饭会有助于脂肪的消耗，相反，消耗掉的是我们人体必需的营养。而且，不吃早饭，还会使午饭和晚饭吃得更多，瘦身不成反而更胖。

不吃早餐还有一个重磅危害——会变丑，相信这一点会让很多女孩子开始重视早餐。根据英国《美容》杂志报道，波兰美容专家的一项研究发现，不吃早餐和吸烟、酗酒、通宵赌博等恶习一样，也会严重影响女性的美貌。为什么呢？

首先，不吃早餐的人午餐往往会过量，由此更可能导致发胖；其次，由于一整个上午，胃中没有食物来中和胃酸，胃黏膜会遭到负面的刺激，时间一长，可引起胃炎和胃溃疡，再加上中午时分的过量进食，还会人为地加重消化器官的负担并引起程度不等的消化不良，到最后会出现贫血、营养不良症等。这些病症不仅严重损害健康，而且还容易使得女性的肤色呈难看的灰白或蜡黄；再次，不吃早餐还可能加速衰老。要知道，由于整个上午腹中空空，人体只能动用体内贮存的糖元和蛋白质，长期"预支"下来就会导致皮肤干燥、起皱、起斑等，迅速显出老相。看到这里，早晨花大量时间化妆却不肯留出五分钟给早餐的女孩子们，会不会重新审视早餐？

而且，我们的早餐不仅要吃，还要吃得像个皇帝。只可惜，无论是中餐还是西餐，对早餐都没有应有的重视，中餐不过是烧饼油条包子豆浆，西餐是咖啡甜点煎蛋，都没有做到"好"。早餐吃好不是说好吃，而是营养要好。现在早餐中多含有的是碳水化合物、脂肪和蛋白质，维生素和纤维都不够，所以我们要在早餐中加入更多的维生素和纤维，水果、酸奶、燕麦、果汁等都应该经常出现在早餐中。

但具体早餐要吃什么，这还得根据我们的年龄、活动量和健康而定。一个正在长个子的孩子或孕妇可以吃一顿特别丰富的早餐，例如面包、鸡蛋加肉类、果汁和牛奶，不过成年人一般只吃面包、脱脂牛奶，加上新鲜水果或果汁基本上就够了。关键是要合理均衡，注意在传统早餐的基础上增加蛋白质、矿物质和纤维素的分量，给身体提供足够的营养。

三餐按时又定量，遵守纪律养肠胃

—— * ——

对古代文化有了解的读者可能会知道，古人是"饔飧而治"的，他们一天只吃两顿饭。可是大家也别忘了，古人是"日出而作，日落而息"的，生活习惯也跟我们不一样。所以，我们一天到底吃几顿饭，是前人根据生活习惯经过长期选择的结果。

现在我们一天要吃三顿饭，不只是为了填饱肚子或是解馋，主要是为了保证身体的正常发育和保持健康。这三餐的安排也是有学问的，两餐间隔的时间要适宜，间隔太长会引起高度饥饿感，影响人的劳动和工作效率；间隔时间如果太短，上顿食物在胃里还没有排空，就接着吃下顿食物，会使消化器官得不到适当的休息，消化功能就会逐步降低，影响食欲。一般混合食物在胃里停留的时间是 4 ～ 5 小时，两餐的间隔也以 4 ～ 5 小时比较合适，5 ～ 6 小时基本上也合乎要求，这样算来，对于我们现代人来说，一天三餐是最合适的。

而且，由于人脑耗能占人体每天耗能的比重很大，而且脑的能源供应只能是葡萄糖，每天需要 110 ～ 145 克。肝脏从每顿饭中最多只能获得 50 克左右的葡萄糖，只有一日保证三餐，肝脏才能为人脑提供足够的葡萄糖，我们才能始终保持精神饱满的状态。

如今，在都市年轻人中，不吃早餐、三餐不定时都是很常见的。大家一定要改掉这些习惯，只有吃饭有规律才能使胃肠道有规律地工作和休息，从而增加食物的消化吸收率，使胃肠道的功能保持良好状态，减少疾病发生。

另外，我想要纠正大家一个错误的观念，很多人都认为"养胃必须少吃多餐"，其实，养胃只是需要我们每顿饭别吃太饱，而不是让我们每天分别吃好多顿。我还是建议大家一天三餐、定时定量规律饮食，这样才能有效预防慢性胃炎。

关于我们一天三餐究竟选择什么食物，怎么进行调配，采用什么方法来烹调，都是有讲究的，并且因人而异，最重要的是要能保证营养的供应，做到膳食平衡。比较科学的做法就是，一日三餐的主食和副食应该粗细搭配，动物食品和植物食品要有一定的比例，最好每天吃些豆类、薯类和新鲜蔬菜。有的家庭就相对比较重视，也安排得非常合理，三餐食物五花八门，囊括了各种营养，而有的家庭的饮食则简单得不能再简单，品种极为单调，导致一家子可能集体营养失衡。

而且，一日三餐的分量也要根据每个人的生理状况和工作需要科学分配。通常，早、中、晚三餐食量的比例为 3：4：3，比如若某人每天应吃500 克主食，那么早晚各应该吃 150 克，中午吃 200 克才比较合适。假如工作太忙不可能让三餐的每一餐都分量合适、营养均衡，也要尽量保证一天内的营养总体上均衡充足。

在合适的时间做合适的事，该吃饭的时候，我们就应该放下手中的事，享受食物给我们带来的美味及营养，在与食物亲密接触的时间里，放松自己，卸下工作的重压，这样，不仅对我们的肠胃有益，同时也给自己一个更好的状态，有利身心健康，何乐不为？

吃慢点别撑着，温柔对待肠胃才能保持健康

—— * ——

很多人会觉得，每个人吃饭的速度本来就有快有慢，这很正常，没什么可大惊小怪的，为什么一定要吃慢点呢？其实，吃饭速度这事儿还真值得大书特书。我们总是说"吃东西要细嚼慢咽"，这可不是为了让你显得更斯文，不是让别人觉得你吃相好看，而是为了你自己的健康考虑。

前不久我曾接待过一位小患者，一个今年才刚满 13 岁的男孩，就诊前一段时间，每次吃完饭过一会儿，呼吸时就会感觉胸口闷闷的，还有点疼。这可把他爸妈给吓坏了，还以为得了肺炎。结果到医院一检查，发现什么毛病也没有。于是我问小男孩的爸妈，这孩子是不是吃饭太快了？他爸妈一寻思，孩子平时吃饭确实是挺快的，总想着吃完了饭去看动画片或者去玩。

这就对了，吃饭太快导致食物不能顺畅有序地通过食管，还可能会有被噎着的感觉，食物也不容易被消化，更重要的是营养不容易吸收，时间长了还会影响孩子发育。于是，我让小男孩的父母带他回家，同时注意培养孩子吃饭时细嚼慢咽的习惯，一段时间以后，小男孩的胸口果然不疼了。

为什么吃饭快不好呢？因为，如果我们没有把食物充分嚼碎就马上吞到胃里，就会增加胃的负担，胃是柔软的肌肉组织，所以不能磨碎过大过

硬的食物。一旦有大而硬的食物进入胃里，胃就必须分泌大量的胃液来消化这块食物，而不易消化的食物也会不停摩擦胃壁，时间长了就会导致胃壁损伤、胃灼热等。而且，胃部不能消化的食物，直接进入肠道，肠道也不能吸收其中的养分，只能白白排出体外，这样就会影响人体对营养的摄取。此外，如果吃饭时狼吞虎咽，不但会把没有嚼碎的食物直接吞下，而且在吞食的时候，因为太过急，会同时吞下许多空气，胃就会胀气。

尤其是体型比较肥胖的人，吃东西更是不能急，不但要细嚼，而且要慢咽。因为，人在吃东西时，大脑对于咽下的食物需要一定的反应时间，所以很多人刚吃完饭并不觉得饱，可是过了一段时间就觉得撑了。所以，我们要细嚼慢咽，给大脑充足的反应时间，这样我们就可以避免吃得过饱，摄入更多热量。

而且，如果我们吃进去的食物吸收比例高，那么吃进去的食物分量就能相应减少。那些饭量愈来愈大的人，很大一部分都有囫囵吞枣式的吃饭习惯，大多数食物只是到身体里空跑一遭而已，因此，身体一直无法吸收到充足的营养，只好不断地提高食欲增大食量，并且还会越来越喜欢高能量的食物。表面上看起来，食欲好饭量大似乎很健康，但实际上，肠胃可不这么想。

在我们身边，有很多人吃饭狼吞虎咽，速度极快，这节省了许多时间，但是食物进入身体之后，胃可就倒霉了，不得不超负荷工作，花费很大的力气来研磨食物，即使这样，食物还是不能充分被消化，身体吸收不到足够的养分，体质会越来越弱。所以，我们吃饭的时候，尤其是肥胖的人，最好做到每口饭菜要嚼 20 下左右再下咽。当然，粥汤可以酌情减少咀嚼次数，而肉类食物要适当增加。

这种细嚼慢咽的吃饭方式，胃肠会非常欢迎。这样既可以让舌头的味蕾充分享受美味，提高饮食的质量，还可以避免过量饮食，控制体重，更重要的是，它能帮助消化。众所周知，食物是通过口腔再进入食道的，食物在口腔中被咀嚼时能够与唾液结合生成唾液淀粉酶，而这种物质恰恰是促进消化的主要"源动力"。如果你吃得太快，食物不能充分与唾液结合，会直接影响接下来的消化。

不光吃得快不好，吃太饱了也对身体有害。人的消化系统需要定时休养，才能保持正常工作。首先，如果吃得太饱，上顿的食物还没有被充分消化，下顿的食物又涌进胃部，消化系统必须马不停蹄地工作，得不到应有的休息。另外，我们的胃黏膜上皮细胞寿命很短，每隔 2～3 天就要修复一次，如果我们在一日三餐之外还常吃夜宵，让食物长时间滞留胃中，会逼迫胃大量分泌胃液，就会破坏胃黏膜，让它来不及自我修复，最终产生胃糜烂、胃溃疡，甚至诱发胃癌，后果可是相当严重。

其次，吃得太多，会使得营养过剩，而营养过剩会增加体内各脏器的负担，造成畸形发展，心脑血管疾病、糖尿病、脂肪肝、肥胖症等"富贵病"都是因为贪吃惹出来的。另外，体内甲状旁腺激素的多少又与平时的饮食量成正比，长期饱食就会使人体内甲状旁腺激素增多，容易使骨骼过分脱钙，造成骨质疏松。从年轻时就经常饱食的人，到了老年，由于体内甲状旁腺激素含量明显增加，即使摄取较多的钙，也难以沉着于骨骼之中，所以患骨质疏松的机会就会明显增加。

除此之外，节制饮食最大的"受益者"是大脑。人们在吃饱之后，往往会出现昏昏欲睡的状态，这是因为，饱餐之后人身上的血液主要为消化系统去工作了，所以会导致大脑缺血，显然这会影响我们的工作与学习效率。如果我们每餐都吃得过饱，就会引起大脑反应迟钝，加速大脑衰老，反之，如果吃个八分饱，那么就能在一定程度上延缓大脑的衰老。

自古代就流传有"少吃香，多吃伤""饥不暴食，渴不狂饮"的谚语，节制饮食的生活智慧源远流长。还有中医认为，节制饮食可以延年益寿。当我们自己的身体感到提供的热量有限时，新陈代谢的速度就会放慢，用以储备一定的能量，新陈代谢减慢，那么有毒产物和废料的产生也会减少，自身吸收的毒素和解毒的负担也会降低，从而减弱了旺盛的代谢和亢奋的生理过程，机体在相对较低水平代谢过程中运转，分解代谢相对减少，从而让我们的寿命更加长久。

适当忌口，安抚失调的肠胃

——— * ———

肠胃功能失调，消化吸收就会直接受影响，所以，一些平时吃起来完全没问题的食物，此时可能也会让我们不适。假如我们对此没有引起足够重视，吃东西还是毫无顾忌，任凭肠胃功能继续失调，那么不仅会引起严重的胃肠疾病，还会直接影响到我们人体的健康。

因此，对于肠胃功能失调时不能吃什么的问题，大家应该多做了解，下面我们一起来看看哪几类食物会加重肠胃功能失调的症状。

辛辣刺激性食物。一般来说肠胃不好的人，医生都会叮嘱要忌口，少吃过于辛辣刺激的食物，因为这些食物对肠胃的损害是非常大的。肠胃不好、肠胃功能失调的患者，如果在患病期间经常吃辣椒等辛辣刺激的食物，就会刺激胃肠黏膜，同时还会导致胃肠黏膜产生炎症，从而引起各种胃肠道疾病的发生。

油煎、油炸类食物。这些食物的质地比较硬，除了不容易咀嚼外，外面还裹了一层油脂，这将直接影响到胃液的分泌，也就阻碍了它们在胃和肠道中的消化，加重肠胃消化吸收的负担。

生冷食物。胃是一个喜欢温热不喜欢冰冷的器官，所以对于患有肠胃疾病的患者来说，在日常生活中一定要特别注意不要吃生冷食物，无论是蔬菜还是肉类或者是海鲜产品，都不要生吃。生食中往往含有大量的细菌，如果没有经过高温杀菌的话，就会导致食物中的细菌进入人体肠胃，从而影响到肠道的正常菌群，不但容易导致出现腹泻的情况，严重的话还会导致胃肠道疾病。即便是肠胃都非常健康的人，也不建议吃太多生冷食物。

容易胀气的食物。有些食物，比如玉米、南瓜、洋葱、青辣椒、小黄瓜、薯类等，对于常人而言是非常健康的，但肠胃功能失调的患者要注意了，对你们来说这些食物却是不宜的。因为这些食物很容易引起胀气，并且这些食物中的一些成分会让肠胃敏感者难以消化，并且还会出现一些不适的症状。因此患者要注意不宜过量地食用这些食物，并且烹饪的时候最好多选择清蒸的方式，这样更容易消化。

肉类食物。肉类食物中缺乏富含纤维素的纤维，如果没有得到充分咀嚼，那么就不易消化，会成为肠内腐败的元凶。而且肉类食物大部分是酸性的，如果食用过多的话不但会影响到肠胃的功能，同时还会影响到精神状态，让人头晕乏力，很没有精神。

精制面粉、白糖等食物。精制面粉做成的食物容易使大便变硬，特别是在饮食中缺乏水果和蔬菜的时候，而且白糖有利于细菌在肠道内迅速繁殖，特别是大肠杆菌，它易于形成草酸，是风湿病的诱因。

糯米类食物。如年糕、粽子、汤圆、元宵等由糯米制作的食物。由于糯米黏性非常强，所以很不容易消化，如果在肠胃中滞留的时间太长，就会刺激胃液过度分泌，就会导致胃痛、胃胀甚至慢性胃病。所以肠胃功能不好的患者，一定要少食用糯米类食物，最好用更容易消化的面食来代替。

粗糙的高纤维食物。纤维大都来自植物性食物，在人体中不易被消化吸收，例如麸皮、果皮、种子、豆类的外皮及蔬菜中的粗纤维等，典型的代表是芹菜和柚子。如果消化功能正常的话，高纤维食物会发挥很好的清肠排毒作用，但在肠胃比较虚弱的时候，这些比较粗糙的物质容易使胃肠受损，肠胃虚弱的人可以通过吃苹果等水果来补充维生素和纤维质，而不是芹菜这类高纤维蔬菜。

凡事都需要随机应变，身体的保健也是如此。我们的肠胃功能失调，就说明它们在向我们提出抗议，目前吃的食物可能不适合我们的肠胃，对我们的健康不利，那么我们就要注意适当忌口，管住自己的嘴巴，才能管理好我们的身体。

戒烟限酒，不要让胃受折磨

———— * ————

　　大家都知道吸烟、酗酒有害健康，可是烟酒到底会对我们产生哪些危害，很多人并不清楚。这里我要提醒大家，尤其是广大男性朋友，除了众所周知的吸烟伤肺、酗酒伤肝之外，烟酒对我们的肠胃也有很大的伤害。

　　大家都知道抽烟伤肺，所以吸烟的人往往以为尼古丁只会伤害到肺，殊不知，烟雾也会随着消化道进入胃，直接刺激胃黏膜，引起黏膜下血管收缩、痉挛，不仅会食欲减退，胃黏膜还会出现缺血、缺氧症状，长此以往，很容易形成胃溃疡。对于已经患有肠胃疾病的人，吸烟会使肠胃病病情恶化，比如患有胃溃疡或十二指肠溃疡者，溃疡处的愈合速度会减慢，甚至演变为慢性病。吸烟还能刺激神经系统，加速唾液及胃液的分泌，使胃肠时常处于紧张状态，导致吸烟者食欲不振。更严重的是，吸烟与胃癌也有一定的关系，烟雾中含有苯并芘、多环芳香烃、二苯并卡唑等多种致癌或促癌物质，是食道癌和胃癌的病因之一。

　　至于酒精，我们知道，胃能吸收的物质有限，但酒精恰恰就是胃可以吸收的一种物质。虽然适量饮用低度酒能增加胃部血液的血流量，有一定的益处，但长期或一次性大量饮用烈性酒，会直接破坏胃黏膜屏障，引起充血、水肿、糜烂，甚至出血。虽然酒精本身不是致癌物质，但是烈性酒会刺激胃黏膜，导致黏膜组织受损，促进致癌物质的吸收。如果饮酒的同时还吸烟，就会扩大对人体健康的危害。最主要的原因在于，酒精可增强细胞膜的通透性，从而加强了对烟雾中致癌物质的吸收。所以，吸烟加喝酒，简直就是在用这对健康杀手变本加厉地折磨胃。

对于爱喝酒的朋友来说，一次性大量饮酒可能会使你出现急性胃炎的不适症状，若连续大量摄入酒精，那就会导致更严重的慢性胃炎。客观来说，酒不是不能喝，但是千万不要酗酒，尤其是贪杯的中年人应该限制饮酒量，儿童和青少年更是禁止饮酒，患有心血管疾病的人尤其要戒酒。如果有些场合真的不得不喝酒，建议大家可以喝一些红酒，红酒营养比较丰富，而且酒精浓度较低，还有利尿作用，平日里也可以每天少量饮用，对身体有一定的保健作用。

可能有人会问我："我喝稀释了的酒行不行？"稀释了的酒其实是酒加饮料的"混搭"，在年轻人中这种喝法比较流行，最常见的组合是红酒加雪碧、威士忌加冰红茶、啤酒加可乐等。但这种新的饮酒时尚，却会增强酒精对胃的损害，为患胃病埋下隐患，由于加入饮料的酒口感较好，且有人会觉得在酒里加饮料能稀释酒精浓度，因此就会不自觉地增加摄入量，从而导致酒精摄入过量而更加伤胃。

而且，啤酒、可乐等饮料中的二氧化碳还会"助纣为虐"，增强酒精对胃的伤害，迫使酒精很快进入小肠，加快吸收速度，导致人体吸收更多的酒精。还有些人认为浓茶能解酒，但浓茶中的茶碱会使血管收缩、血压上升，不但起不到解酒作用，反而会加重心脏和肾脏负担，使人更加难受。所以，大家千万别赶这些时髦，否则会让酒精对胃的伤害变本加厉。

注意口腔卫生，根除胃病"帮凶"

—— * ——

我有一个患者，是个小伙子，好几年前查出来得了胃溃疡，还查出"幽门螺杆菌（Hp）感染"，由于小伙子一直遵医嘱吃药并且配合日常保健护理，治疗效果挺好的，可是前一阵儿却复发了。我在跟他聊天的时候，发现他口腔卫生特别差，凑近我说话时口气特别重，于是，我找到病因了，口腔卫生太差就是他胃溃疡复发的原因。

听到这里，大家可能跟他一样的反应："为什么啊？八竿子打不着的两件事，怎么会扯在一起？"事实上，这两者可并不是没有关系的，它们通过幽门螺杆菌建立了紧密的联系。

我们在讲胃病时说过，幽门螺杆菌是慢性胃炎的致病菌，由于引发的病症出现在胃部，所以大家的检测目标通常就瞄准了胃里面的幽门螺杆菌，却忽视了幽门螺杆菌的另一个重要基地——口腔。幽门螺杆菌可以寄生在牙菌斑、牙结石、牙周袋及牙刷上，同样会引起胃病困扰，同时患者还会出现挥之不去的口腔异味，就像我那位患者一样。

很多人的慢性胃病之所以会反复发作，难以根治，与口腔中的幽门螺杆菌密切相关。即使胃里的幽门螺杆菌被消灭，口腔中残留的细菌仍然会源源不断地进入胃，导致胃病久治不愈、反复发作。所以，为了不让我们的胃炎反复发作或者变成胃溃疡，我们一定要注意口腔卫生。

首先要做到早晚刷牙，饭后漱口。刷牙时要掌握正确的方法，牙齿的外侧面、内侧面以及咀嚼面都要认真刷净。每次刷牙时间要达到3分钟左右，才能保证口腔清洁，并提高牙齿表面的抗脱钙、防龋能力。其次，使用牙线和牙缝刷，帮助清理干净牙齿的缝隙。这些地方正是口腔卫生的"死角"，最易滞留细菌，而刷牙时刷毛不能完全伸入其中，无法"打扫"干净。最后，可以适当使用漱口水，它有一定的辅助控制牙菌斑的作用，但不能替代刷牙。

再次，注意牙刷的卫生状况。如果牙刷不干净，那么牙刷上的幽门螺杆菌，就会在口腔及胃中的幽门螺杆菌被根除后，成为新的病原体。一般来说，使用时间越长，牙刷上的幽门螺杆菌就越多，正确使用和保管牙刷，才能有效减少牙刷被幽门螺杆菌污染的机会。

下面教给大家一些使用和保管牙刷的正确方法：

牙刷使用后用清水涮洗干净，置于干燥通风、最好有日光照射的地方，千万不要把牙刷放在密闭容器里，有条件的，可以在刷牙前后用肥皂水或双氧水浸泡牙刷。

如果牙刷毛丝出现卷曲、牙刷头里出现污物等，一定要及时更换牙刷，通常2～3个月更换一次为宜。

由于幽门螺杆菌会通过唾液传染，所以家人之间不要共享牙刷、漱口杯。另外，很多老年人会佩戴假牙，假牙的卫生尤其要注意。保持假牙的清洁卫生要做到餐后及时清洗，夜晚就寝前，将假牙摘下刷洗干净并泡在冷水中，早上洗刷干净再置入口中。洗刷假牙时应放点牙膏用牙刷顺齿缝刷净，切忌用热水烫，也不要用酒精或其他药液浸泡，以免假牙变形变质。

最后，为了保证口腔卫生，我们还要养成定期看牙医、洗牙的习惯。如果说早晚刷牙是日常打扫，那洗牙就是大扫除了，它可以彻底清除牙齿上的菌斑和结石，不过大家要注意，洗牙太过频繁对牙齿也不好，最好还是遵从口腔科医生的建议。

做好厨房清洁，封锁细菌传播之路

——— * ———

很多胃肠道疾病的罪魁祸首都是细菌。比如，幽门螺杆菌是胃炎和胃溃疡的重要诱因，沙门氏菌是引起急性肠炎的主要病原菌，金黄色葡萄球菌、小肠结肠炎耶尔森菌、空肠弯曲菌等，都是会引发肠胃疾病的常见有害细菌。所以，从某种意义上来说，很多胃肠疾病都是可以通过这些细菌进行传染的，为此，我们在家里做饭时，一定要严格注意厨房卫生，避免细菌四处传播。具体来说，我们需要从以下这些方面来注意：

• **厨房的基础设施要科学**

厨房应该与厕所及其他不洁处所进行有效隔离，厨房里面不应该有厕所，而且厨房的门与窗都不得面对厕所。

厨房要有良好的供水系统与排水系统，因为厨房在烹调食物时，材料需要用清水洗涤，而厨房的清洁卫生更需要用水，这些用过的污水，必须快速排净，不然会使厨房布满细菌。

厨房的地面、天花板、墙壁门窗要坚固，所有的孔洞缝隙都要填实密封，并保持整洁，以免蟑螂、老鼠隐身躲藏或出入。烹饪厨台及厨柜也以铝质或不锈钢材质为佳，因为木质的容易孳生蟑螂。

• 厨房的清洁工作要彻底

要搞好厨房的环境卫生，注意经常开窗通气，减少空气中的油烟污染，地面、窗、灶台、桌面、屋顶、橱柜等要经常打扫、擦洗，保持一个明净清洁干爽的环境。

烹饪厨台及厨柜下内侧及厨房死角，应特别注意清扫。因为每当冲洗地面时，都会将面包碎屑、碎肉、菜叶等冲到这些死角处，不及时清除的话，它们遗留腐烂会产生很多细菌。

应该备置有密盖污物桶、厨余桶，厨余最好当夜倒除，不在厨房内隔夜。万一需要隔夜清除，要用桶盖隔离，而且厨余桶四周应该经常保持干净。

注意抹布的卫生。抹布用过后要用清水洗净晾干，不可随便揉作一团。抹布很容易藏污纳垢，传播病菌。有条件的话，最好用纸巾，每次用完就扔掉。

抽油烟机的油垢应定时清理，所排出的污油，也应该及时处理。

• 食物的储藏存放要安全

食物应该保持新鲜、清洁、卫生，在洗净后，分类用保鲜袋包紧，或者装在有盖子的容器里，分别储放在冷藏室或冷冻室内，鱼肉类食物买回后要及时处理并食用，以免反复解冻而影响鲜度，不要将食物暴露在常温中太久。

凡是容易腐败的饮食物，应该贮藏在摄氏零度以下的冷藏容器内，熟食与生食分开贮放，防止食物气味在冰箱内扩散以及吸收冰箱内气味，也就是我们平时说的"串味"，并备置脱臭剂或将燃过的木炭放入冰箱，可吸净臭味。

调味品应以适当容器装盛，使用后随即盖好，所有的器皿及菜肴，都不能与地面或污秽接触。

• 个人卫生习惯要良好

在厨房中我们尤其要注意个人卫生，烹饪之前，衣着要干净整洁，必须洗净双手，烹饪过程中不要用手抓头皮、挖耳朵、擤鼻涕，更不要对着食物打喷嚏、咳嗽，确保在打喷嚏时，要背向食物或用手帕、卫生纸罩住口鼻，并一定要及时洗手。在尝味时，不要直接用炒勺品尝，更不要直接用手抓取食物。

加工制作生熟食品的菜刀、砧板、碗、筷、盘、勺等用具要分开，以防交叉污染，使用后要彻底清洗消毒，如果没有消毒剂，用沸水烫洗也是一种既经济又有效的消毒方法。不要让菜板和其他木制厨房用品出现缝裂，如果出现裂缝，要及时堵严，否则缝内的细菌将很难清除，而且会粘在食物上。

厨房是我们每个家庭中的卫生重地，也是守好健康大门的关键，我们吃的饭菜要在厨房储存，烹饪，所以厨房清洁卫生的重要性不言而喻。保证自家厨房的卫生，吃得干净放心，一家人的健康才更有保障。

饮食调理
给肠胃最根本的养护

我们每天吃进去的食物，都要在肠胃的承载之下被研磨、分解，最终转化为营养输送全身。吃得不对，会对肠胃及身体造成伤害，吃好吃对，不仅能养护肠胃，更能保证生命机体的活力，为我们的健康增添动力。从一日三餐开始，从一饭一蔬开始，呵护肠胃，调理健康，是每个人能给自己的最简单也最有效的照顾。

饮食要清淡，肠胃才清净

——— * ———

理论上来说，营养均衡、全面是健康饮食的最重要标准。偏爱肉食或者保持素食主义都是一种不平衡的饮食习惯，荤素合理、相对清淡的饮食，才能促进人体的新陈代谢，促使组织细胞的结构完整，才能提高抗病能力、延缓衰老并且促进健康长寿。尤其对于胃肠不大好的人，为了减轻肠胃负担，要尽可能地饮食清淡。

所谓清淡的饮食，倒不是完全不吃含油脂的东西，而是必须根据自身情况有针对性地选择各种食物，适当摄取各种营养，让肠胃消化运转时，不需一次承受过多的压力。那么，我们该怎样做到饮食清淡呢？

首先，食物种类要清淡。这并不是说我们不能吃荤。每天我们都需要大量的蛋白质和一些脂肪酸来维护细胞的生存，在我们人体内，蛋白质和脂肪酸是合成酶的主要元素，很多酶的合成都离不开它们，如果没有它们，内分泌系统就会紊乱，使得免疫力下降。只是，当肠胃不大健康时，我们需要选择容易消化、容易吸收，含丰富蛋白质和植物纤维素的食物，比如水果、蔬菜、豆制品、牛奶、鱼类、米面杂粮等，要少吃或不吃油脂性食物、煎炸食物。

对于肉类，我们应该选择性地吃。在素食中，只有豆类含有丰富的蛋白质，其他食物中的蛋白质含量都很少，而且营养价值较低，不容易被人体消化吸收和利用。所以，我们不可能不进食动物蛋白，但要有所选择，要少吃高脂肪的肉类，比如猪肉，要多吃鱼类、禽类等白肉，它们能够为我们的生长发育和代谢过程提供大量的优质蛋白和必需的脂肪酸。尤其是鱼类当中含有非常丰富的优质蛋白和能够降低血脂的多种不饱和脂肪酸，以及人体容易缺乏的维生素和微量元素，所以我们可以多吃一些鱼肉。

假如你属于健康人群，饮食清淡可以养胃。假如你本来就肠胃不好，饮食清淡点儿更是尤为重要。由于病人消化吸收功能比较弱，贪食肥甘厚味，则容易生痰化火，导致疔疮、消渴、中风等病的发生。所以中医认为病人一定要适当控制荤食，多吃一些富有营养的清淡食品，如新鲜蔬菜、豆类及豆制品、水果、粗粮、奶制品等。不但含动物性脂肪的食物要控制，甚至连植物油也不宜过分进食，所以对用油煎、油炸、烧烤类食物也应该有所节制，它们都属于对肠胃不利的食物。

其次，食物口味要清淡。食物不宜口味过重，多食淡味，对健康有很大的益处。一般来说，食物味道过重，主要是因为盐（包括其他咸味调味品）、糖、增味剂、油脂过多以及原料的新鲜程度问题，这些对健康有着很大的威胁。

其实严格说来，调味的合理性在很大程度上与环境和体质有关。比如，在西南地区阴冷湿润的冬天，麻辣调味可以促进血液循环，促进出汗，使身体及时排除多余水分；在体力活动较强而天气炎热的时候，出汗过多，又需要补充一些钠盐，所以口味可能会重一些；消化液分泌不足、食欲不振、身体怕冷的人，食物中适当添加麻辣调味品可以振奋食欲，促进消化液分泌，帮助身体发热，所以对于重口味的食物我们需要根据体质和环境来摄入。

但是，如果本来就食欲旺盛、超重肥胖的人，就没有必要这样吃了。同时，麻辣调味对于皮肤黏膜有炎症的人是不合适的，比如眼睛发红、牙龈发炎、口腔溃疡、皮肤生有疮痘、湿疹或内脏有溃疡的人。刺激性调味品和高盐调味品，对高血压、心脏病患者也是非常不合适的。另外，浓味菜肴往往会放很多油，对于肥胖者及患有高血脂、脂肪肝等疾病的患者也是不合适的。

大家可能经常喜欢下馆子，觉得饭店的菜更可口，主要因为厨师添加的调味品多，事实上，重口味的调味能够掩盖食物品质的低劣。比如说，一条活鱼能做清蒸鱼，死了不久的鱼可以做成红烧鱼，味道还不错，但如果已经不太新鲜了，那只能做成干烧鱼或炸鱼，又咸又辣的味道连腥臭味都能掩盖住。所以，若食物口味太重，又咸又辣又油，我们根本辨别不出来食材是否新鲜。

总而言之，为了养胃护肠，我们要尽量少吃油腻的食物，少用过浓的调味品，多吃清淡食物，并且保证足够的饮水量，让肠胃干净通畅，不仅可以让我们少生肠胃方面的疾病，而且，对于爱美的女性来说，肠道清洁能够改善肤质，提亮肤色，不失为一种最省力的美容方法。

"喝粥养胃"，并不适合所有胃病患者

———— * ————

在我们中国人的传统饮食习惯中，粥食占据了重要的一席之地，再加上"喝粥养胃"的观念早已深入人心，所以，很多有肠胃疾病的人，都自然而然地将"喝粥"与"养胃"联系在了一起。可是，喝粥是不是真的能够养胃呢？

我有一位病人，原本是浅表性胃炎，病情并不严重，但是他听说粥可以养胃，为了让胃炎更快痊愈，最近一年来坚持每天早晚喝粥。但他前些天突然感到胃部不舒服，来医院一做胃镜，发现自己已经患上了严重的反流性食管炎，整个食管已经糜烂，和一年前相比，病情明显严重多了。为什么会这样呢？

我们之所以有老话说"喝粥养胃"，那是因为以前生活条件差，吃不饱，吃不好，患萎缩性胃炎的人比较多，导致胃酸分泌不足，这种情况下，喝粥能促进胃酸分泌，有助于食物消化，还能提升血糖，所以才有了喝粥养胃的说法。但是如今时代不同了，我们的生活水平大幅提高后，人吃得饱，也吃得更好了，这会刺激胃大量分泌胃酸，于是患有反流性食管炎的病人大幅增加，这部分病人并不适合经常喝粥。

我们都知道，粥属于流质食物，所以不需要经过大量咀嚼与胃部蠕动就可以快速进入小肠，分解为葡萄糖并被人体吸收利用，这样就大大降低了肠胃的负担。一般胃炎患者胃酸分泌不足，喝粥能促进胃酸分泌，有助于食物消化，还能提升血糖，从这个角度讲，喝粥确实能够养胃。

可是，对于容易烧心、反酸的胃食管反流患者来说，喝粥有可能会使病情加重。相对来说，粥类食物是比较容易消化的，但因为是流食，容易引起反流，如果连同胃酸一起反流的话，就容易产生反酸的感觉。所以，对于这些患者，我们是不建议进食过多流食的，而应该多进食半流质或软食，避免伤及食道，引起更严重的后果。同样的道理，对于那些胃酸分泌过多的消化性溃疡患者，我们建议应该减少喝粥，以免刺激胃酸过多分泌，加重病情。因此，喝粥养胃一说并不适用于所有人。到底应不应该喝粥养胃，我们需要根据胃病的病情遵医嘱来确定。

对于适合喝粥养胃的人，我们再来看看怎么喝最好。过去人们一直认为，熬得稀烂的白米粥是最营养的，尤其是浮于粥面上的那一层糊更是精华中的精华，但实际上，如今用精白米熬制的白米粥，其营养价值远远不如用糙米熬制的粥。

不过，如果能够将熬粥的材料进行科学的搭配，比如增加杂豆类、薯类或者其他谷类食物，就能极大地丰富一碗粥中所含有的营养素，再搭配一定的蔬菜、肉类，营养摄入就会更加充分和全面。因此，喝粥能不能补充营养，这取决于你拿什么来熬粥，大家如果要喝粥，不妨尝试多换一些花样，这样才会让粥更美味更健康。

剩饭剩菜，吃多当心胃癌

————— * —————

说起剩饭剩菜这个问题，从传统中国人的节俭习惯来讲，倒掉真的很可惜。可是站在一个医生的立场上，真的不建议大家吃。每到夏季，我都会接诊不少因为食物中毒送医院的患者，大部分都是老年人。为什么呢？因为他们总是不舍得把剩饭剩菜倒掉，结果就吃得拉了肚子，来医院一检查，往往是轻度食物中毒。这还算是好的，假如常年吃剩饭剩菜，还有可能得胃癌，真那样，可就太得不偿失了。

为什么剩饭剩菜这么可怕呢？大家常说的隔夜菜可能产生有害物，主要说的是蔬菜，尤其是绿叶蔬菜，因为炒熟之后的蔬菜隔上一夜，绿叶蔬菜里的维生素都氧化了，亚硝酸盐的含量大幅度增高，亚硝酸盐虽然不是直接致癌的物质，却是健康的一大隐患。亚硝酸盐进入胃之后，在具备特定条件后会生成一种被称为 NC（N- 亚硝基化合物）的物质，它是诱发胃癌的危险因素之一，所以蔬菜是最不能隔夜的。

我们建议熟的蔬菜是不能剩 24 小时以上的，凉拌菜就更要格外注意，尤其是在夏天天气特别热的时候，隔夜菜容易受到细菌污染，细菌会大量繁殖，很容易引发肠胃炎或食物中毒，对肠胃的伤害是非常大的。

蔬菜不能吃剩的，那其他的食物呢？鱼、肉和豆制品等含有丰富的蛋白质或脂肪，这些食物虽然不需要考虑亚硝酸盐的问题，但要考虑微生物繁殖的问题。因为空气中的有害细菌会在 2 个小时内附着在剩菜上并开始繁殖，蛋白质和脂肪在细菌的作用下，大部分都会产生有害物质，如硫化氢、胺、酚等，这些物质是对人体有害的。更严重的是可能会繁殖危险致病菌，比如恐怖的肉毒梭菌，这种菌能产生世上第一毒"肉毒素"，其毒性是氰化钾的一万倍。虽然以 100℃以上的温度将食物加热几分钟能够破坏这种毒素，但如果没有热透，那就是非常危险的。所以，高蛋白高脂肪的剩菜，同样吃不得。

很多人也知道吃剩菜不好，于是他们常常把剩下的菜加热，以为这样就可以防止腐败。其实从医学角度分析，这种做法并不保险。因为有些食物的毒素仅凭加热是不能消除的。

一般情况下，用 100℃的高温加热食物，几分钟就可以杀灭某些细菌、病毒和寄生虫，但是对于食物中细菌释放的化学性毒素来说，加热就无能为力了，加热不仅不能把毒素破坏掉，有时反而会使其浓度增大，比如前面提到的亚硝酸盐。另外，像发芽的土豆中含有的龙葵素、霉变的花生中所含的黄曲霉素等都是加热也无法破坏掉的。所以，我们千万不要以为剩菜只要热热就行了，最好的办法还是吃多少做多少，以免长期吃剩菜给胃带来难以弥补的伤害。

假如实在觉得丢掉剩菜可惜，那么大家一定要注意，可以剩下一些荤菜，以及茄子、冬瓜、土豆、胡萝卜、菜花、西葫芦、蘑菇等比较耐加热的蔬菜，倒还可以考虑下一顿充分加热之后再吃。但绿叶蔬菜就不要再留了，尤其是凉菜，即便是不考虑亚硝酸盐的毒害，绿叶蔬菜中丰富的水溶性维生素非常容易在加热、清洗等过程中被破坏，所以蔬菜重新加热的时候，营养损失也更严重，再吃也没什么意义了。不管是剩下的荤菜还是素菜，一定要用干净的容器保存在冰箱里，分开储存，这样可以避免细菌交叉污染，而且存放时间不宜过长，最好能在下一顿就吃掉，这样才不至于病从口入。

剩菜不能吃，剩饭呢？严格来说，淀粉类食物也最好一次性吃掉。比如，年糕等食物最多保存 4 小时，要在没有变味的情况下食用，但有时还是有可能引起不良反应；馒头一般没什么问题，下一顿加热就可以了；剩下的米饭一定要将其松散开，放在通风、阴凉和干净的地方，避免污染，等米饭放凉之后，再放入冰箱冷藏。

剩饭的保存时间，也以不隔餐为宜，早剩午吃，午剩晚吃，相隔时间尽量控制在 5 ~ 6 小时以内。临床上我见到很多因为吃剩米饭引起食物中毒的患者，他们吃的米饭大多看上去没有什么异样。所以，不管看上去有没有问题，剩米饭都一定要彻底加热后再吃。

我们中国人有很多饮食习惯是不太正确的，比如剩饭剩菜这个老生常谈的问题，尤其家里的老年人往往会舍不得倒掉饭菜。其实，如果不想浪费的话，最好的节约方式是吃多少做多少，避免出现吃不完不得不倒掉的情况，同时每顿都能吃上新鲜饭菜，这样不是更好吗？

新鲜蔬果，吃对才能健胃清肠

—— * ——

蔬菜水果对健康的益处是被大家公认的，人人都知道要多吃蔬菜水果，补充维生素、水分等身体所需物质。但再好的东西也要讲究吃法，方法对了，效果才能达到最大化。我们日常的一切饮食，都是吃对了比吃好了更重要，对于蔬菜和水果，吃对了才能帮助我们补充营养，健胃清肠。

首先，请大家注意，我一再强调的是新鲜蔬菜和水果，不是提取或合成的"维生素蔬果"。我认识一位女性朋友，她是一家大型企业的高管，因为工作原因经常飞来飞去，饮食结构早已经变得一塌糊涂，再加上一个月经常有3周时间是与客户吃工作午餐或是晚餐，吃些什么东西也常常不由自主。我经常会劝她健康饮食，于是，为了对自己的健康负责，每当感觉最近蔬菜水果吃得太少时，她就会给自己来一杯果味泡腾水和几片维生素C，方便快捷，还可以给自己心理安慰。

时间长了，她慢慢养成了服用这种"维生素果蔬"的习惯。她觉得，蔬菜水果中主要就是含有大量的维生素，直接摄入自然也就能够达到同样的效果了。知道这一情况后，我苦口婆心地劝她不能这样做，吃维生素片根本不能代替新鲜的蔬菜水果。因为蔬果中的维生素是按照一定比例存在的天然成分，而维生素制剂多数是人工合成的，两者在性质上会有所差别，所以，想用维生素制剂代替蔬果几乎是不可能的。而且，我们吃蔬菜水果，不仅仅是为了补充维生素，更要补充纤维质和水分，帮助清理肠道。

蔬菜不仅仅含有丰富的维生素，而且还富含纤维质。蔬菜中的纤维质虽然不能被人体的肠胃所吸收，但本身会吸收大量的水分，来增加粪便的软度，有益排便。而水果中的纤维质是果胶物质，也有益于排便。蔬果中的纤维质还能增加咀嚼，增加饱食感，而减少食物的摄取量，并进而减少热量的摄取。所以，多吃含纤维质的蔬果可以促进身体的代谢功能，达到控制体重的目的。而且，蔬果中的纤维质能有效促进肠与胃的蠕动，自然就能够降低食物在肠道内停留的时间，减少人体对毒素的吸收，并及早协助排出对人体无益的废物。现代人的饮食，摄取加工制品太多，因此更应该多吃蔬菜水果，除了可加快食物消化吸收的速率，更能健胃整肠，让消化器官更为健康。

据我所知，饭后吃水果解腻清口，是很多人的习惯，我身边就有不少人这样做，他们认为酒足饭饱后吃点水果是非常好的做法。无论是在餐厅、饭店，还是在家里就餐，都喜欢饭后吃点水果爽爽口，其实这是一种错误的生活习惯，我也经常不厌其烦地一个个纠正他们，因为，饭后马上吃水果会影响消化功能。

为什么呢？由于饭菜进入我们的胃以后，必须经过 1～2 个小时的消化过程，才能缓慢排出，如果我们在饭后立即吃进水果，就会被先期到达的饭菜阻滞在胃内，而水果中富含的单糖类物质需要在小肠内进行消化吸收，水果没有及时到达小肠，便不能得到正常的消化，在胃内时间过长，就会引起腹胀、腹泻或便秘等症状。如果我们长期保持这种饮食习惯，还可能会导致消化系统功能紊乱。

　　而且，饭后吃水果，还不利于它们充分发挥作用。水果属于生食，吃生食后再进熟食，体内就不会产生白细胞增高等反应，有利于保护人体免疫系统，从而增强防病抗癌能力。若饭后吃水果则没有这种保护作用。此外，饱食之后吃水果，水果里面所含的果糖不能及时进入肠道以致在胃中发酵，产生有机酸和酒精，不仅会引起腹胀、腹泻，而且对肝脏也不好。

　　假如饭后特别想吃水果，至少也要等上 1 个小时。爱美的女孩子尤其要注意这一点，饭后立即吃水果除了对健康不利，还容易导致发胖，因为饭后吃水果往往是在吃饱或吃得过饱的基础上，再添加食物，这部分的热量几乎会全部被储存，自然容易发胖。

　　吃水果的最佳时间，一般是饭前 1 小时或饭后 2 ~ 3 小时。不过，饭前吃水果也是有讲究的，因为很多水果不能空腹吃。比如，空腹大量食用香蕉后，会与胃酸结合成一种不利于消化的物质；柿子甜软可口，营养丰富，但柿子有收敛的作用，其中所含的鞣酸在胃酸作用下会与钙结合，形成柿石，既不能被消化，又不能排出，空腹大量进食后，轻者会出现恶心呕吐等症状，重者必须通过开刀才能将柿石取出；山楂含的鞣酸比较多，空腹食用会对胃产生刺激。因此，为了我们的胃肠考虑，大家平时吃水果的时候也要多留点心，看看它们是否适合空腹吃，如果不适合，最好等到饭后 2 小时再吃。

　　同时，我们要注意食物相克的原理，很多食物可能跟水果产生不良反应。比如吃了鱼、虾后，就不能立即食用酸性水果，因为鱼、虾等含有高蛋白和钙等物质，与含有鞣酸的水果同食，就会形成不容易消化的物质，给消化系统增加负担，容易引起肠胃不适。在生活中，我们未必了解食物相生相克的所有常识，所以最好的办法就是避免饭后立即吃水果。

不过，早餐一般都比较清淡，可以将水果和主食一起吃，一来早餐我们很少吃大鱼大肉，不怕食物相克；另一方面水果基本上属于碱性食物，在胃里面消化代谢比较快，一般来说10分钟就能消化，早上吃水果可以补充维生素、糖分，但是由于缺少蛋白质，所以早上可以同时吃水果和富含蛋白质的食物，这样搭配起来比较营养。

白开水，该怎么喝大有讲究

——— * ———

水对于生物的重要性是不言而喻的，很多人一天不吃东西根本没什么问题，但是一天不喝水肯定受不了。正所谓水是生命之源，人体一切的生命活动都离不开水。对于人体而言，水在身体内不但是"运送"各种营养物质的载体，而且还直接参与人体的新陈代谢，因此，保证充足的摄水量对人体生理功能的正常运转至关重要。但是，很多人对喝水的理解仅仅限于解渴，其实喝水也是一门学问，正确地喝水对维护人体健康非常重要。

身体水分不足，带来亚健康

我有一位朋友的女儿，就是不喜欢喝水，从小到大一直被同学和朋友戏称为"骆驼"，她经常一天都不喝水，只有非常口渴的时候才会想起去喝水，有时候还因为太忙，就算口渴也扛过去了。两年前，她突然经常感到很疲倦，尤其在夏季，很多时候会虚弱无力，或者有昏昏欲睡的感觉。她以为是自己工作忙碌，精神紧张，但是放松一阵后身体依然不见起色，就去医院，医生也没有检查出什么毛病来，只是说她处于亚健康状态。

后来我告诉她，导致她亚健康的真正原因可能是脱水。因为水对于人体有着巨大作用，体内水分不足对身体影响非常大，会出现便秘、皮肤粗糙黯淡、食欲不振、身体虚弱、新陈代谢反常等症状，而且血液中水分过少的话，还容易引起抑郁症等精神性疾病。

这下，她才真正意识到喝水的重要性。于是，回家后她开始尝试每天安排不同的时间段来补充水分，每天至少喝 1500 毫升以上的水，持续一段时间后，果然她不再总是觉得那么累了，皮肤和气色都好了很多。

为什么她长期不爱喝水会出现这些症状呢？通常，不少人都把这些症状归咎于睡眠不足和应激反应，其实不是的，实际上，这些症状的源头是缺水。缺水对身体所有器官都有影响，使它们获得的营养物质不足，肾脏逐渐也会不堪重负，由此体内会积攒起有害物质，人就会变得疲惫不堪。这在外表上也会有所反映：指甲没有光泽，头发细软，皮肤皲裂和干燥等，这些都是缺水的后果。

大家可能也听过一些说法，比如"每天至少八杯水"。这种说法有没有道理呢？其实是这样的，我们每天喝水的量，至少要与体内的水分消耗量相平衡。那么为了保证身体健康，我们一天到底要喝多少水呢？计算方法如下：成人体重每千克应补充 35 ~ 40 毫升水。也就是说，体重 50 千克的人得补充 1750 ~ 2000 毫升水。这个摄入量也包括从汤类、水果和蔬菜等食物中获得的水分。

一般来说，人体一天的排尿量有 1500 毫升左右，再加上通过粪便、呼吸、皮肤所排出的水分，总共消耗的量大约是 2500 毫升，而人体每天能从食物和体内新陈代谢中补充的水分只有 1000 毫升左右，因此得出，一个正常人每天至少需要喝 1500 毫升水。

不过，凡事都需要灵活点，大家夏天喝水的量和冬天肯定有所不同。

通常每个人需要喝多少水，会根据体重、活动量、环境，甚至天气而有所改变，比如今天运动量大，出汗多，那就多喝点水，如果今天喝了好多汤，就可以相应少喝点水。大家可以在基本需水量的基础上自行调节。

有些人应该在此基础上多喝点水。比如，对于中暑、膀胱炎、便秘和皮肤干燥等疾病患者，多喝点水可以对缓解病情起到一定作用。此外，人在感冒发烧时也应多喝水，因为体温上升会使水分流失，多喝水能促使身体散热，帮助病人恢复健康。还有，北方冬季供暖季节，由于空气干燥就得多喝水，大吃大喝后也得注意补充水分，哺乳期的妇女需要喝更多的水，怀孕期的妇女和运动量比较大的人水分消耗得多，也应该多喝水。但是，大家千万不要走入一个误区，那就是"水喝得越多越好"。

还是那个道理，过犹不及，水喝太多了也不一定是好事。首先，虽然多喝水能够排出更多的有害物质和残渣，但除了这些，还会有大量的营养物质和微量元素随水一同排出体外。另外，正常人喝太多水对健康不会有太大影响，只是可能造成排尿量增多，引起生活上的不便，但是对于某些特殊人群，比如浮肿病人、心脏功能衰竭病人、肾功能衰竭病人都不宜喝水过多，因为喝水太多会加重心脏和肾脏负担，容易导致病情加剧。

喝水不只讲究量更讲究喝法

关于喝水，最重要的还是要保持适量，不宜过多或过少。一个健康的成年人，每天喝水 1500 毫升时，肾脏的负担最小，状态最好，而高于或低于这个量，都会增加肾脏的负担。喝水少的危害我们一开始就讲了，喝水过多，则会导致肾脏超负荷工作，易出现肾功能受损，影响心脏，同样不利于健康。

有人曾经这样跟我说："每天喝1500毫升水，没问题啊，我工作忙，一上班就顾不上喝水，这样好了，闲下来的时候我抱着水杯，一次性喝上七八百毫升，这样每天早晚喝两次，一天的水分就够了。"听了这话我真是哭笑不得："你还真认为自己属骆驼的啊？"

喝水可不是只要满足了量，想怎样喝就怎样喝的。首先，不能渴了才喝水。由于喝水可以解渴，所以许多人认为渴了再喝水是理所当然的，这绝对是饮水误区。喝水不是因为口渴，而是人的生理需要，不渴并不意味着体内不需要水，一旦出现口渴，说明体内已经缺水了，这时候再补水，其实已经有点晚了。

其次，不能抱着水杯咕咚咕咚一口气喝太多。因为短时间内大量喝水，一方面容易引起急性胃扩张，让人胃脘部疼痛；另一方面，水在胃肠道吸收后，首先进入血液，导致血浆中水分增加，渗透压降低，又引起垂体后叶抗利尿激素的释放减少甚至停止，减少了对尿液中水的重吸收，不利于保水。所以，不建议大家一次性喝太多水。

另外，饭后不宜立刻喝水。饭后饮水会稀释胃液，使食物没有来得及消化就进入了小肠，减弱了胃液的消化能力，比较容易引发胃肠道疾病。如果饭后喝的是汽水，对身体就更加不好，因为汽水产生的二氧化碳容易增加胃部压力，导致急性胃扩张。

值得注意的是，体型肥胖的人更不宜大吃大喝后立马喝水，这是因为被流体稀释的食物很快会离开胃，结果刚用完餐又有了饥饿感，这样可能会再次进食，摄入过多热量。还有，若有胃灼热症状的人，也不应该饭后马上喝水，至少要等 2 ～ 3 个小时后再喝水，而且是每间隔 20 ～ 30 分钟喝上 3 ～ 4 小口。

当然，假如你身体健康，肠胃没有毛病，饭后觉得菜很咸或者很油腻，那么你还是可以喝上大约 250 毫升的开水，注意是开水，千万不能喝凉水。如果需要大量喝水的话，最好等到饭后 1 个小时，因为这时候喝水对胃的影响不会太大。

喝水的学问

喝水不是想喝多少喝多少，想什么时候喝就什么时候喝。现在我们就一起来看看每天的水到底怎么喝才是最科学健康的。

早上7∶00　第一杯水

早晨起床后喝一杯温开水，特别是有心脏病及 50 岁以上的老年人，有助于防止或减少因血液黏稠度增高引发的心脏病。因为，经过一整夜的睡眠，身体开始缺水，起床之际先喝 250 毫升的温水，可以帮助肾脏及肝脏解毒。而且喝完水别马上吃早餐，等待半小时，让水融入每个细胞，进行新陈代谢后再进食。这第一杯水对身体的排污解毒有很大功效。

上午9∶00　第二杯水

早上从起床到办公室的过程，时间总是特别紧凑，情绪也较紧张，身体无形中会出现脱水现象，所以到了办公室后，先别急着开电脑看文件，给自己一杯至少 250 毫升的水，然后再开始一天的工作。

上午 11：00　第三杯水

工作学习了一上午，一定得趁起身活动的时候，再给自己第三杯水，补充流失的水分，有助于放松紧张的工作情绪，也为午餐做准备。

下午 1：00　第四杯水

吃完午餐半小时后，喝一些水，取代让你发胖的人工饮料，可以加强身体的消化功能，不仅对健康有益，也能帮你维持身材。当然，这杯水到底应该什么时候喝，主要取决于你吃完午餐的时间。

下午 3：00　第五杯水

下午我们容易困倦，用一杯健康的白开水来代替下午茶或咖啡等提神饮料吧。喝上一大杯水，除了补充在空调房里流失的水分之外，还能帮助头脑清醒。

下午 5：00　第六杯水

下班离开办公室前，再喝一杯水。想要减肥的朋友们，可以多喝几杯，这样能够增加饱足感，等到吃晚餐的时候自然不会暴饮暴食。

晚上 10：00　第七杯水

由于睡眠过程中通过呼吸、皮肤蒸发会损失大量水分，所以睡觉之前的一到半小时要再喝上一杯水，但是大家要注意，这杯水千万不要喝太多，以免晚上起夜影响睡眠质量。

至于那些整天忙于东奔西跑的人，在等公交车或是开车等红灯时，可以忙里偷闲赶紧喝几口水，能迅速地提高新陈代谢水平。而工作节奏特别紧张的人，再忙也不要忘记喝两杯水，可以养成把水杯放在桌子上的习惯，以便随时喝上一口，给肠胃解解渴。

茶水，这样喝不伤胃

———— * ————

柴米油盐酱醋茶，在我们中国人的这开门七件事中，"茶"也占据了一席之地，可见它在我们日常饮食中的重要性，很多中国人也都有喝茶的习惯。可是假如我们胃不好，能喝茶吗？怎么喝茶才能不伤胃？

其实严格来说，有胃病的人，是不适合喝茶的。为什么呢？我们都知道，胃里面有胃酸，而茶含有碱性物质，胃最怕的是碱性过重的食物，一旦碱进来了，胃酸功能自然降低，对人体的消化、吸收都会有妨碍，茶碱摄入过多还会灼伤胃。所以就茶叶所含的基本成分而言，它对养胃没有多大好处。

不过，这并不是说胃不好就不能喝茶了。我们知道茶分好多种类，红茶、绿茶、白茶、乌龙茶、花果茶等，它们具体有什么差别，喝的时候又有什么讲究呢？很多人其实并不知道。我们这里不是要做茶叶品鉴，所以主要跟大家讲讲假如有肠胃病可以喝哪些茶，又该怎么喝。

一般来说，在各种茶饮中，发酵茶对胃的伤胃是比较小的，比如红茶和普洱茶。不过，我们首先要明白一个常识，茶分生茶和熟茶。生茶就是采摘的茶叶直接压制的，泡出来的茶水呈黄绿色，性冷，易伤胃，绿茶就是生茶，所以胃寒或者胃溃疡的人最好不要喝绿茶。而熟茶是将压制好的生茶经过发酵而成，茶水呈酒红色，性温，养胃，特别适合冬天易手脚冰冷的女性饮用，红茶就是熟茶，普洱也是。不过普洱茶又分生普洱和熟普洱，我们在选择的时候，一定要选熟普洱，生普洱对胃的刺激比较大。

有些人可能不大喜欢红茶和普洱，嫌它们味道过于苦涩，但这也正是发酵茶的特点，由于它是发酵茶，所以口感自然比较重。我们在没吃饭的时候喝绿茶会感到胃不太舒服，那是因为茶叶中所含的重要物质茶多酚具有收敛性，对胃有一定的刺激作用，在空腹的情况下刺激性更强。而发酵茶就不一样了，它是经过发酵烘制而成的，茶多酚在氧化酶的作用下发生酶促氧化反应，含量减少，对胃部的刺激性就随之减小。另外，这些茶多酚的氧化产物还能够促进消化，减轻胃肠负担。

但是，大家注意，我说的是对胃的刺激性比较小，刺激性再小也还是有的。所以，为了养胃，我们可以在红茶里面加一些糖和牛奶，这样就能保护胃黏膜，对治疗胃溃疡也有一定的效果。如果大家对红茶味苦、色重的口感不习惯，可以沏得清淡一点。还有，如果想要暖胃，红茶要趁热喝，最好不要放凉饮用。

至于普洱茶，我们一般不会像红茶那样加牛奶。大家如果没有胃病或者胃病不严重，但是肠道问题比较大的话，可以考虑喝一些普洱，尤其是体型比较肥胖的人。因为，早在《本草纲目》中就有"普洱茶味苦性刻，解油腻牛羊毒……刮肠通泄"的记载，普洱茶有非常好的解油腻减肥的功效。而且，普洱茶清肠的功效非常好，它能有效排清我们体内囤积的垃圾。对于长期便秘和排毒不畅的人来说，空腹喝普洱熟茶能有效、快速达到清肠排毒，缓解便秘的功效。

但是，由于普洱茶叶中含有咖啡碱，如果空腹时期大量饮用，茶水会直接进入脘腹，导致肠道吸收过多的咖啡碱，致使肠胃产生一时性肾上腺皮质功能亢进症状，出现心慌、尿频等不良反应。所以，空腹时若喝普洱，那么切记不要大量饮用。另外，女性朋友要注意，在特殊时期包括生理期、怀孕期、孕妇临产期、更年期都不宜过量饮用普洱茶，以免影响身体健康。

肠胃不好的人并不是绝对不能喝茶，我们可以根据自己的肠胃情况，选择有益于自己身体的茶，从茶的种类及喝法上来讲究，让喝进的茶与我们的胃和平相处，互不侵犯。

饮料，再好喝胃也不欢迎

———— * ————

炎炎夏日，在大汗淋漓之时，来上一瓶透心凉的饮料，一饮而下，想想就是一件很爽的事情，这也是很多人已经形成的一种消暑习惯。但是，这样真的好吗？从一个医生的角度来说，我真是为这些朋友捏了把汗，假如你脾胃功能都很强健，这么做暂时不会出什么问题，但时间长了，肠胃一定会抗议，假如你本身肠胃就不好，这样就更容易加剧肠胃所受到的伤害，继而出现各种肠胃毛病。

有很多因为胃不舒服来医院的年轻患者，都特别爱喝饮料。有一次我接诊了一对年轻情侣，两人都挂了号。男孩觉得最近胃里老是凉凉的，特别是一吃凉的食物，胃就特别不舒服，做胃镜检查发现，一向健康的他竟然患上了慢性萎缩性胃炎，而罪魁祸首就是饮料。因为他特别爱喝冰可乐，每次经过便利店都忍不住进去买一杯，简直就是把可乐当水喝。而女孩子呢，喜欢喝功能性饮料，她以为这样不仅解渴，而且还能补充维生素，美容养颜，省了吃水果，可谓一举多得，于是每天就把维生素C饮料当开水喝，多的话一天要喝上两三瓶。结果，后来俩人都觉得胃不大舒服，就一起来医院了。

据我了解，很多年轻人都跟那个男孩子一样，特别喜欢喝碳酸饮料，因为它口感清爽，而且饮料中含有"碳酸气"，风味独特、消暑解渴功能

144

良好，所以大受欢迎。但是，碳酸饮料实在不宜多喝。且不谈碳酸饮料不含维生素，也不含矿物质，主要成分是糖、色素、香料及碳酸水等，除热量外，几乎没有什么营养成分，过多饮用碳酸饮料还会造成一系列健康问题。

碳酸饮料中的大量糖分有损脏器健康，容易让我们缺钙，而且对肠胃也有伤害。碳酸饮料中有大量的二氧化碳，在抑制了饮料中细菌的同时，对人体内的有益菌也会产生抑制作用，消化系统会遭到破坏，如果一下子喝得太多，释放出的二氧化碳还容易引起腹胀，影响食欲，甚至造成胃肠功能紊乱，继而对新陈代谢和身体发育造成不良影响。

至于功能性饮料，也不能多喝。的确，一些功能性饮料添加了维生素C、牛磺酸等成分，适度摄入对人体有诸多益处。但如果摄入过量，就容易引起腹泻、结石等副作用，还有些功能性饮料所含的咖啡因有利尿作用，会造成精神亢进、兴奋。所以，大家请记得，再好喝的饮料，胃也不欢迎。

另外，由于赶着去上班，许多上班族的早餐往往是随便应付，从冰箱拿出冰冷的果汁、蔬菜汁、牛奶、咖啡等来充饥，全然不顾尚未苏醒的胃肠是否有意见。正常情况下，食管和胃肠的温度是37℃，因此进食37℃左右的食物对食管和胃肠没有刺激，吃到肚子里会感到舒服，但进食冰冷的食物，对肠胃是有害的，要养肠胃，早餐一定得吃温热的食物，尤其不能空腹喝冰冷的饮料。

不能空腹喝，那么吃饱之后呢？很多人习惯饱饭后就来一瓶冰凉的饮料，以为可以"去油解腻"。清凉饮料的口感自是不用怀疑，但是有没有想过接下来你的肚子里会发生什么事？

　　吃完饭后，我们身体的血液大多集中于胃等消化器官，胃肠活动相对活跃，如果这时候喝进了冰凉的饮料，胃壁黏膜血管就会相应收缩，消化腺分泌减少，胃的活动减弱，难以对食物进行消化，形成饱胀状态，产生不适感，时间长了，就会引起消化不良甚至各种肠胃疾病。

　　如果我们吃的是油炸、卤味等油腻腻的食物，肠胃要消化它们，本来就已经比较吃力，现在再倒入一瓶冰水，食物便成了凝固油。肠胃里多了一块块蜡烛般的凝固油，这些凝固油碰到胃酸会再溶解成半液状，会比固态食物早一步进入肠道。于是那稠稠黏黏、油不油水不水的物质就会率先被肠道吸收，但是，肠道并没有办法完全吸收掉这些奇怪的物质，肠壁绒毛会沾满油脂，久而久之它会附着在肠道壁上，经过经年累月的堆积质变，这些东西轻则导致息肉，更有可能病变成肠癌。所以，饭后不要马上灌冷饮，最好是适当喝点热汤或温开水，千万不要再给肠胃增加负担。

　　除了冰凉的饮料，冰淇淋、雪糕等冷饮也是很多人喜欢的消暑食物，但是胃也不喜欢。冷饮不需要在口腔里咀嚼，得不到升温就直接被吞入体内，会让体内消化系统挛缩、血流不顺。而且冷饮刺激食管和肠胃，会造成黏膜缺血，胃液和肠液的分泌减少，胃肠的消化能力降低，时间长了，容易引起慢性胃炎和消化不良。所以为了肠胃健康，即使是酷暑我们也还是要给肠胃多些温暖，少些冰冷。

牛奶，该不该喝因胃而异

—— * ——

　　大家都知道牛奶的营养是非常丰富的，它和鸡蛋一样，是我们身边"最接近完善的食品"，对健康有非常大的益处。尽管我们中国的传统膳食有很多优点，但是唯独缺钙，于是中国人差不多90%缺钙，而牛奶不仅含钙量高，而且吸收好，所以按理说，我们中国人是应该多喝牛奶的。可是一些胃病患者应该听过医生叮嘱你"少喝牛奶"。那么，牛奶到底应不应该喝？它到底是养胃还是伤胃？现在我们就来一起看看牛奶和胃之间的纠葛。

　　首先，牛奶的营养价值是毋庸置疑的。牛奶中的钾可使动脉血管在高压时保持稳定，减少中风的风险；酪氨酸能促进血清素大量增长；铁、铜和卵磷脂能大大提高大脑的工作效率；钙能强健骨骼和牙齿，减少骨骼萎缩病的发生；镁能使心脏耐疲劳；锌能使伤口更快愈合；B族维生素能提高视力等。

　　很多有胃病的人会有这样的感受：当我们感到胃部酸胀不适时，喝一杯热牛奶就可以缓解症状，让我们感到舒服。这是因为牛奶稀释了胃酸，暂时形成一层胃黏膜保护层，因而会感觉好受一些。但假如把牛奶换成一杯热奶茶甚至热开水，也会有同样的效用。因为，这些流质食物都有助于稀释胃酸，我们不能因此夸大牛奶的作用。

说到底，胃病患者到底应不应该多喝牛奶，这得取决于我们的具体病情。比如萎缩性胃炎患者往往容易胃酸缺乏，牛奶中所含的蛋白质及钙可以刺激胃酸的分泌，喝牛奶是好的；浅表性胃炎患者胃酸往往正常或过多，可以少量喝一些牛奶，或者将牛奶与米汤混合后一起喝；功能性消化不良患者也可以喝牛奶，牛奶易于消化吸收，还可以补充蛋白质；对于胃、食管反流性疾病患者来说，反流的胆汁不但对胃黏膜有侵蚀作用，而且能刺激胃窦部 G 细胞释放胃泌素，使胃酸分泌增多。所以发病期不宜喝牛奶，病情稳定期可以少量喝牛奶，不适合大量饮用；而消化性溃疡患者和喝牛奶后会出现腹泻的人（也就是乳糖不耐受者），都不宜喝牛奶。

在很长一段时间里，牛奶由于营养价值高，而且有较好的润滑特性，一直被广泛用于溃疡病的饮食治疗，直到后来，科学家们证明了牛奶是一种强力的促分泌剂之后，这种错误的治疗方法才停止使用。牛奶的促泌作用主要是由于它所含的钙和蛋白质成分所致，这种促泌作用会让胃分泌更多胃酸，由于胃溃疡需要抗酸治疗，多喝牛奶显然不利于胃溃疡愈合。

不过，这也不是说胃溃疡患者不能喝牛奶。因为牛奶中所含的蛋白质、脂肪对溃疡患者有益，所以每天喝 250 克是不会有问题的，我们也可以将 250 克牛奶分两次在餐后饮用，可以起到保护溃疡面的作用。而十二指肠溃疡患者则可以适当多喝牛奶，但每日不应超过 500 克，而且最好分成 2 ～ 3 次饮用。

即便是适合喝牛奶的人，也有一些注意事项，这样才能让牛奶的营养最大程度地被我们所吸收。首先牛奶不应该空腹喝，因为人体空腹时胃肠蠕动快，牛奶中的营养物质往往来不及被吸收就匆匆进入大肠；其次，大口喝奶的方式也不足取，因为这样会减少牛奶在口腔中和唾液混合的机会，不利于消化吸收。喝牛奶前最好先吃些饼干、糕点等，或边吃点心边喝牛奶。

牛奶也不应该煮沸了喝，尤其不能加糖煮沸。因为在高温条件下牛奶中的赖氨酸与糖发生梅拉德反应，生成一种新的化合物，果糖基氨基酸。这种物质非但不能为人体消化吸收，而且影响人体健康，如果觉得太凉，可以稍稍加热一下，最多到七八十度就可以了。

像牛奶这样营养丰富，对绝大多数人都有益的食物，很可能对于肠胃病患者来说也是有一定禁忌的，从自己的肠胃情况出发，弄清楚利弊，掌握最正确的食用方式，才能避免可能的伤害，让食物发挥出其营养价值。

酸奶，好处多多但要讲究吃法

———— * ————

"牛奶养胃"的说法值得商榷，但酸奶倒是的确对肠胃大有好处。这主要是因为酸奶里面有乳酸菌，乳酸菌是帮助肠道保持健康的得力助手。而且，对于乳酸菌这个名字大家应该不陌生，现如今，许多食品广告打的都是富含乳酸菌的招牌，不管是饮料、食品、奶粉，甚至护肤品，都宣称含有乳酸菌。

我们已经知道了，每个成年人的肠道里都有数不清的细菌在里头你推我搡，不停地活动，而乳酸菌是其中的一种有益菌，它能够把醣类分解为乳酸，因此得名"乳酸菌"。乳酸菌的主要功能是分解乳糖及蛋白质，帮助消化吸收。例如有一部分人一喝牛奶就会拉肚子，正是因为体内缺乏一种专门代谢牛奶中乳糖的酵素。但是，经过发酵的牛奶，其中的乳糖就已经被乳酸菌分解了，所以不会引起腹泻，不能喝牛奶的人，可以多喝酸奶。

其次，前面已经讲过，我们肠道中的细菌有好有坏。乳酸菌能够使其中的有益菌增加，并且抑制有害菌的生长，以减少毒素产生，进而强化肠胃道机能，预防慢性疾病，提高免疫力。此外，乳酸菌还具有促进肠胃蠕动的功能，促进食物消化，有利于改善习惯性便秘。再加上乳酸菌在肠内发酵后，会产生B族维生素，对肠道及整个身体的健康都有着巨大的益处。

不过，乳酸菌并不是一种细菌，而是一组细菌的总称，它的种类也很多，在这里我们主要说说平时最常见的几种乳酸菌。例如牛奶中分解乳糖的乳酸杆菌、源自保加利亚地区的保加利亚杆菌、耐高温的嗜热乳链球菌，还有我们最常见的双歧杆菌等。它们都是能让我们更健康的有益菌，当肠道菌群失衡的时候，及时补充乳酸菌是很好的解决办法。

喝酸奶是最好的补充乳酸菌的办法。但是请大家注意，酸奶一定要冷藏，否则对肠道健康就没什么帮助了。因为只有"活性"乳酸菌才能发挥保健肠胃的作用，因为乳酸菌受不了高温，所以要想让乳酸菌存活下来，就不能将酸奶长时间置于常温环境下。因此，一般含有活性乳酸菌的产品都必须冷藏。至于市面上保质期较长的发酵乳，则是在牛奶发酵后，再经过灭菌处理，将乳酸菌杀死，以便增加保存期限，但是因为已经不含有活性乳酸菌，所以，这类产品虽然可以帮助消化，却不具备健胃整肠的功能，这一点大家在选购食品时要记住。

除了要冷藏之外，我们还要注意，酸奶最好在饭后喝，特别是饭后2小时内饮用酸奶，效果最佳，长期坚持，还能起到改善体质的作用。因为酸奶中的乳酸菌等益生菌到达肠道之前，会遇到一个致命的杀手，那就是胃酸。饭后饮用酸奶的话，前期已经有食物去中和胃酸，会减少对酸奶中各种益生菌的破坏。而且，饭后我们肠胃中的环境是最适合酸奶中的酪氨酸生长的，可以让它更好地发挥健康功效。我们晚上睡觉前或早晨起来，胃里的胃酸含量很高，这个时候就不要喝酸奶了。如果一定要空腹喝，那也有一个办法，先喝上一杯凉开水，稀释一下胃酸。此外，乳酸菌在生产后的第三天，有益菌最活跃，所以最佳饮用日期应该是生产日期的第3~7

天内，如果酸奶已经放了一个星期以上，那最好就不要喝了。

此外还要提醒大家，尽管酸奶有这么多好处，但在喝的时候仍要注意适可而止，否则很容易导致胃酸过多，影响胃黏膜及消化酶的分泌，降低食欲，破坏人体内的电解质平衡。尤其是平时就胃酸过多，常常觉得脾胃虚寒、腹胀者，更不宜多喝。对于健康人来说，也不宜一次性大量饮用，每天喝一两杯，每杯在 125 克左右比较合适，而且酸奶中的某些菌种及酸性物质对牙齿有一定的损害，喝完后应该及时用白开水漱口或刷牙，这样才不至于养了肠道伤了牙。

春季，清火养胃喝靓汤

———— * ————

春天是万物复苏、生命萌发的季节，我们的胃也到了最活跃、最有胃口的时候。但是，如果这时候经常吃些黏硬、生冷、肥甘味厚的食物，或吃得过饱，使胃难以负重，就可能诱发胃溃疡，使人在春季埋下病根。有的人脾气暴躁，易动肝火，到了春季肝气偏亢，更容易损伤胃的吸收消化功能，所以春季也是百病易发的时候，要好好保养我们的胃。

《黄帝内经》中早就说过："春三月，此谓发陈，天地俱生，万物以荣，夜卧早起，广步于庭，被发缓形，以使志生，生而勿杀，予而勿夺，赏而勿罚，此春气之应，养生之道也。逆之则伤肝，夏为寒变，奉长者少。"简单来说，春季属木，与人体肝脏相应，春天要好好养肝养胃，否则就容易埋下病根。

春天虽然充满生机，但同时也很干燥，饮食不当容易上火，肝火、胃火、肺火都会让我们身体不适，现在我们主要来说说胃火。胃火也就是胃热，对于嗜酒、嗜辣、过食膏粱厚味等饮食不当引起的火气，中医称之为胃火，它通常是由湿热、食滞两方面原因造成。胃火的症状主要有胃部灼热疼痛、腹胀、口干口臭、大便稀烂、便秘、牙龈肿痛、胃口不好等。

胃火分虚实两种，上腹不适、牙龈肿痛、口腔溃疡、口干便干、口臭严重等症状，都可能是胃实火所导致的。清除胃实火，这里告诉大家一个小偏方，可以将西瓜瓤和西瓜皮之间白色的东西切成丝，拌上盐来吃，不过，由于立春以后还不是吃西瓜的最好时节，所以我们也可以尝试多吃凉拌的海带或紫菜等食物。

如果我们在春天里经常感觉口干、口臭、便秘、腹胀、轻微咳嗽、胃口不好，而且胃里总像没吃饱一样，还有点隐隐的疼痛，应该考虑是胃虚火所导致。想要清除胃虚火，我们可以多吃木瓜或银耳等食物。

不管是实火还是虚火，中医认为，调节胃火应当遵循清热、清滞的原则，要节制饮食，有火气的东西少吃，甜腻的食物少吃，多吃甘甜爽口的新鲜水果和鲜嫩蔬菜，以补充维生素和无机盐的不足。我们还可以通过喝鲜萝卜汁、绿豆粥，吃点西瓜等来滋阴、解热毒，达到"去火"功效，可以用川莲、灯芯花、莲子芯、麦冬等中药泻胃火。

此外，由于初春时还会有些寒冷，湿气已经开始滋长，而且这种"湿"并不限于外在环境，人体内同样会有湿气，如果体内积存太多水分，容易使人浑身酸痛，四肢困倦乏力，这时候，我们就应该选择一些温胃祛湿的汤水来调理身体，这里给大家介绍三种简便易行的春季养胃靓汤。

养胃靓汤

珍珠三鲜汤

材料 鸡脯肉 50 克，豌豆 50 克，西红柿 1 个，鸡蛋 1 个，牛奶 25 克，淀粉 25 克，料酒、食盐、味精、高汤、麻油适量。

做法 鸡脯肉剔筋洗净剁成细泥；5 克淀粉加牛奶搅拌；鸡蛋打开去黄

留清；把这三样放在一个碗内，搅成鸡肉泥待用；西红柿洗净用开水烫去皮，切成小丁；豌豆洗净备用；炒锅放在大火上倒入高汤，放盐、料酒烧开后，下豌豆、西红柿丁，等再次烧开后改小火，把鸡肉泥用筷子或小勺拨成珍珠大的圆形小丸子，下入锅内，再把火开大待汤煮沸，入搅拌好的淀粉，烧开后将味精、麻油入锅就可以了。这道汤能够温中益气，清热除烦。

党参枸杞鸡汤

材料 红枣10粒，党参15克，枸杞25克，姜片5片，酒200毫升，鸡腿肉适量。

做法 把所有中药材先过水洗一遍；鸡腿肉切块，再烫去血水；把药材和鸡肉一起放入炖锅中，炖到鸡肉熟烂就可以了，最后加上盐等调料调味。

山药排骨汤

材料 新鲜山药400克，玉米1根，莲藕200克，排骨适量。

做法 将所有的材料先洗净；山药去皮后切块，玉米切块，莲藕去皮后切片；排骨先烫去血水；把所有材料放进锅中，加水煮开，煮滚后转小火炖约30分钟，最后加盐调味就可以了。这道汤可以调中开胃、利水渗湿，适合春天食用。

　　除了多喝靓汤，免疫力比较低下的人吃一些有温补作用的葱、蒜和韭菜等，可以增强身体的抵抗力，抗御风寒为主的疾病；偏体弱气虚的人，可以多吃一些健脾益气的食物，如米粥、红薯、山药、鸡蛋等；平时总是吃大鱼大肉的人，到了春天，适合多吃百合、莲子、山药、大枣等健脾养胃的食物，这些平甘温补的东西，让脾胃更为活跃。总而言之，我们要适应春天的气候特点，运用食物帮助身体吐故纳新，补益脾胃。

暑夏，胃健康多吃"苦"

———— * ————

在烈日炎炎、气温高、湿度大的酷暑时节，我们身体的体温调节、水盐代谢及消化、循环、神经、内分泌和泌尿系统等都会发生显著的变化，容易导致人体代谢增强和营养素消耗增加，并造成食欲减退甚至植物神经功能紊乱，从而表现出倦怠、无力、厌食、心悸、失眠等症状，也就是所谓的"苦夏"。

在让人苦恼的暑夏，避暑降温成了头等大事，空调、凉茶、冷饮轮番上阵，身体确实感觉很爽，但别忘了你的胃。夏天万物生长，阳气旺盛，无论起居还是饮食都要避免寒凉，否则会伤阳而损身。

其实按理说，夏天适当吃些冷饮，不仅能消暑解渴，还可帮助消化，使人体的营养保持平衡，有益于健康，但吃冷饮也是有讲究的。冷饮中含有大量蔗糖、牛奶，少量奶油和水，制作中还会加入淀粉等，饭前吃冷饮的话，会使血糖增高、食欲下降，而饭后吃冷饮，由于过冷的刺激会造成胃肠毛细血管收缩，从而影响消化腺的分泌，还会使胃部扩张的血管收缩，减少血流，妨碍了正常的消化过程。所以，饭前饭后都不适合吃冷饮。

总而言之，冷饮不是不能吃，但千万不要多吃，而且，凉茶也不应该多喝，南方地区高温湿热，凉茶在夏天特别受欢迎。但是凉茶多是寒凉之物，夏季虽然气候炎热，但人体的阳气处于外泄的状态，盛于外而虚于内，过度饮用凉茶容易损伤脾胃之气，引起食欲减少、胃痛、腹泻等症状，长期饮用会损伤脾肾的阳气，导致脾肾阳虚。所以，和冷饮一样，凉茶虽能喝，但不能多喝。

说到底，苦夏还是得靠"苦"来治。《周礼》中有记载："凡和，春多酸，夏多苦，秋多辛，冬多咸……"中医理论认为，夏时暑盛湿重，心火当令，而苦味食品既能泄暑热，又可燥湿邪，利于恢复脾胃纳运的功能，所以可以适当多吃一些苦味食物。

大家首先要明确一点，苦味食品并不单指味道发苦的食品，除了苦瓜、苦笋、苦菜、苜蓿、芜菁等人所共知的苦味食品外，莴笋、芹菜、苔菜、丝瓜、葫芦和瓠子等，也属于苦味食品。所以，日常生活中常见的苦味食品有很多种，其中苦瓜能够祛热降暑，蒲公英可以清热解毒、止泻利胆、保肝健胃、提神抑菌，莴笋有清热解毒、减肥健身、健胃消积等功效，苦菜清热解毒、凉血止血，百合润肺止咳、养阴清热、清心安神，它们都是非常好的苦味食物。此外，茶叶、咖啡、啤酒、巧克力、可可等带苦味的食品，夏季也不妨适当食用。

很多人怕吃"苦"，那么我们可以选择一些烹饪方法，来稍微减轻一些苦味。比如苦瓜可以用开水焯过后再来凉拌或者炒蛋、炒肉；鲜芹菜可以加水煮，或用开水烫后榨汁食用；苜蓿可以取鲜嫩茎叶煸炒来吃；芜菁的可食用部分是它的根茎，腌制后可以和粥一起食用；丝瓜、葫芦等都可以做汤或炒肉等。但是，正所谓物极必反，苦味食品虽然可以在夏天多吃点，但也不能完全没有节制，过苦容易引起恶心、呕吐、败胃等不适反应，因此过量同样可能不利健康，应适可而止。除了多吃"苦"之外，夏天还可以多吃一些姜。俗话说"冬吃萝卜夏吃姜",夏天不仅热而且湿,吃姜可以起到养脾阳而除湿的作用。大家早上起来不要喝冰凉的水或饮料,最好喝一杯生姜红糖水,对脾胃来说是非常健康的。如果上班族早上起来没时间煮生姜红糖水,可以在晚上先煮好,第二天早上加热喝。

总之,和春天不一样,夏天容易胃口不好,饮食上我们应该注意以清淡细软、易于消化的食物为主,因为清淡的饮食能清热、防暑、敛汗、补液,还能增进食欲,多吃新鲜的蔬菜瓜果,如冬瓜、苦瓜、西瓜、黄瓜等,既可满足人体所需营养,又可以促进新陈代谢,预防中暑,这样才不会在苦夏中给胃肠增加太多负担。

燥秋，温润肠胃滋阳护阴

———— * ————

过完酷热的夏天，就来到了干燥的秋天。这个季节里，我们容易出现咽干、干咳等症状，这是由于燥邪伤肺所导致的现象，所以，我们要防燥护阴、滋阳润肺，秋季的饮食也就不可过燥过腻。秋季我们应该少吃辛辣食物，如葱、姜、辣椒、胡椒等，防止辛温助热，加重肺燥症状，适合在秋天吃的，是能够温润肠胃的食物。

缺乏水分的秋天，我们最好多吃些新鲜的蔬菜水果，蔬菜宜选择大白菜、萝卜、莲藕、菠菜、冬瓜、黄瓜、银耳等，肉类可食兔肉、鸭肉、青鱼等，适当多饮水，多吃些香蕉、梨、蜂蜜等润肺生津、养阴清燥的食物，尽量少食或不食葱、姜、蒜、辣椒、烈性酒等燥热之品及油炸、煎炒等肥腻的食物。

对于中老年人来说，秋天最重要的是养阴益气。养阴就可以防止肺燥，益气就可以温养肺气，鼓舞阳气，所以秋天应多吃山药、百合、银耳、猪蹄、莲子、藕、梨、枸杞等可养阴益气的食物，以安度秋天。脾胃虚弱的老年人和慢性病患者，晨起可以粥食为主，可在粥中加入红枣、莲子、百合、枸杞子等清补、平补之品，如百合莲子粥、银耳百合粥、黑芝麻粥等，健身祛病，延年益寿，但切记不能猛吃大鱼大肉，以免伤及肠胃。

此外，秋天我们可以适当吃一些酸味的食品，比如广柑、山楂等，因为"酸入肝"，可以强盛肝木。平日饮食，也可在饭菜中加些醋，山楂、秋梨膏、柚子等也是不错的滋阴润燥的酸性食物。但是，酸味食物虽然可以收敛肝气，有保肝护肝的作用，但考虑到我们的胃，也不可过量食酸，因为许多酸性食物，如醋、乌梅等，这些酸会刺激胃，容易诱发胃溃疡、胃炎等疾病。

大家还需要注意的是，夏天我们可以适当多吃一些水果，但是到了秋天，水果吃的不对可能还会拉肚子，这与秋天的气候有关。秋季天凉了，气温下降，脾胃阳气不足，若吃多了阴寒性质的水果，自然是雪上加霜，导致阳气不振而腹泻、腹痛。因此，秋季不要吃太寒凉的水果，以保护胃肠，保护肺脏。

不管什么季节，我们都应该保持一定的水果摄入量，重点是我们要把握好怎么吃，比如秋天吃水果的时候，我们不妨将水果换种吃法。

一般来说，为了让肠道更清洁，我并不提倡大家喝果汁，但在秋天，肠胃功能不太好的人可以根据自己的喜好和口感，选择一两种水果用榨汁机做成果汁，隔水加热至常温或微热再饮用。这样既保证了营养的摄入，又解决了水果生冷的问题，更适于肠胃的吸收，但需要注意温度千万不要太高，过高的温度会破坏果汁中的营养成分。

除此之外，我们还可以把水果煮或蒸着吃。比如，"冰糖雪梨"就是一种常见的食用方式。做法也很简单，将雪梨去核切块，与适量的凉开水和冰糖一起慢火煮半个小时就好了。梨能润肺生津、清热化痰，秋冬季节吃冰糖雪梨来滋阴润肺是最好的，有慢性气管炎、慢性咽炎的患者也可以适当吃一些冰糖雪梨来缓解症状。"盐蒸橙子"则是最受追捧的一种治疗咳嗽的民间偏方，如果不喜欢用盐蒸的话，大家也可以把橙子切片，用凉开水稍微加热片刻，再放一点蜂蜜，喝汁吃橙肉，不仅酸甜可口，还可以温润肠胃。

此外，诸如甘蔗、马蹄等水果也可以用水煮过再吃，像菠萝、榴莲等水果，还可以入菜，做成菠萝鸡、菠萝鸭、榴莲煲鸡等可口的美味佳肴，既能让人一饱口福，还可以温润肠胃，同时又补充了人体所需的营养，真是一举多得的做法，大家可以根据自己的喜好，在防秋燥的基础上养阴益气，给肠胃更多的呵护。

寒冬，甘润饮食保阳气

———— * ————

在我们传统文化中，有"秋收冬藏"的说法，冬天应该以敛阳护阴、养"藏"为原则。《黄帝内经·素问·四气调神大论》中指出："使志若伏若匿，若有私意，若已有得"，就是要人们避免各种干扰刺激，处于淡泊宁静状态，在冬月闭藏之时，应调养脏腑，以保精养神。那么这时候的饮食，应该清润甘酸，以健脾、补肝、清肺为主，用以滋阴润燥，增强抵抗力。

每当气温骤降的时候，医院总是人满为患，相信有胃病的人都有感触，每一次降温都免不了要出现胃痛的症状，尤其是冬天，冬天是胃炎及溃疡病容易发作的季节，原本就有胃病史的人更容易旧病复发，甚至引起胃出血、胃穿孔等严重并发症。所以，冬季的肠胃保养工作尤其重要。

具体来说，冬天的饮食适宜选择温软、清淡以及易于消化的食物，忌食生冷食物，忌食过辣、过酸等对胃刺激性强的食物。胃病患者尤其要注意不要让胃部着凉，这种着凉，不仅仅是外部的，还包括内部的，因为冬季来临，气温降低的缘故，一些老胃病患者经常会有胃寒、发冷的症状，所以，适当摄入温热食物能够暖胃，增加肠胃蠕动，促进消化。

如果说夏天我们喜欢喝冷饮，那么冬天最喜欢的应该要数火锅了。虽然火锅足够温暖，但是如果大家脾胃虚弱的话，我不建议大家经常吃火锅，尤其是麻辣锅底的。原因显而易见，虽然我们冬天要温胃，但肠胃不好的人不适合吃过于刺激以及燥热的食物，而是要多吃一些滋补脾胃的甘润食物。

由于甘润食物含水分比较多，所以是冬季最为养生的食物。在干燥的冬季，一方面，可以直接补充人体水分，以预防口唇干裂等气候干燥对人体产生的直接伤害；另一方面，这些食物还能补养肺阴，防止身体在肺阴虚的基础上再受燥邪影响，产生疾病。比如山药、小米、南瓜等食物，都具有很好的补益脾胃的作用，而且可以提高机体抗寒邪的能力。

这里我向大家推荐几种比较甘润的食物：

银耳。银耳富有天然特性胶质，滋润而不腻滞的滋养特点正适合秋冬季，能养阴清热、润燥补脾、益气清肠。

百合。温润的百合，含生物素、秋水碱等多种生物碱和营养物质，对病后体弱、神经衰弱等症状大有裨益，秋季容易出现的支气管症，可以通过食用百合来帮助改善，因为百合可以解温饱润燥，有润肺、清心、止咳安神的功效。

红枣。红枣中含有大量的环磷酸腺苷，能调节人体的新陈代谢，使新细胞迅速生成，并增强骨髓造血功能及血液中红细胞的含量，而且红枣养胃和脾，益气生津、润心肺、补五脏、治虚损的功效也相当不错，冬天不妨多吃一些。

另外，冬天，大家还应该注意适当补充维生素，对胃有保护作用，所以也要注意多吃一些水果。但是冬天吃水果是有讲究的，和春夏相反，冬天我们要吃一些温热性的水果，以增强机体的御寒能力。

适合冬天吃的水果主要以黄色和红色为主。黄色水果中类胡萝卜素含量较高，具有抗氧化的生理活性，比如柑橘、芒果、柿子、杏中含有β–胡萝卜素，木瓜、西瓜、红柚中含有番茄红素。红色水果比如葡萄、黑加仑、树莓、草莓等水果中含有花青素，这些都是抗氧化剂，可以清除人体内的自由基，延缓衰老。它们还有一个共同的特点就是比较温热，所以更适合冬天食用，但是由于它们偏温热，所以一次不能吃太多，以避免"上火"。

有的放矢，不同"人群"的饮食养胃方案

—— * ——

想要养胃，我们需要遵循一些共同原则，比如多吃温润食物，少吃生冷寒凉刺激的食物、吃饭不过饱、三餐定时定量等，这些基本原则刚才我已经讲过了。但实际生活中，保养身体其实是一件非常因人而异的事情，我们在养胃的时候，要结合自身体质和实际生活状况来制定方案，这样才能给自己最细致周到的呵护。现在我们一起来看看不同人群的针对性养胃方案。

• 不吃早餐一族

很多年轻人喜欢晚上熬夜，到了早上就是不想起床，为了多睡会儿或者匆匆赶去上班而经常忽略了早餐，还有一些女孩子认为少吃一餐就能减肥。其实，大家不吃早餐，会让空了一夜的胃被胃酸刺激，胃中又没有食物去中和，久而久之易患胃肠疾病。而且，早晨空腹也会使胆汁中的胆固醇沉积，形成胆结石。总之，这一类人群，非常容易出现疲倦、易衰老、头痛、胆结石、胃溃疡等病症。

那么，假如你属于这类人，想要养胃，最重要的就是改掉不吃早餐的坏习惯，为自己找到合适的早餐食物。早餐要易消化、防刺激、多营养，比如鸡蛋羹、鸡蛋汤、煮鸡蛋、豆浆、豆制品、蔬菜、水果等，或者酸奶、新鲜牛奶、燕麦粥或面条。早餐可以吃得简单点儿，但一定不能不吃。

• 无辣不欢一族

在我国的餐饮传统中，相当一部分人群是无辣不欢的，虽然说适量吃辣椒对身体有一定的益处，但是无辣不欢一族一定要注意，为了你的胃，尽量不要空腹吃辣。辣椒含有大量的微量元素和维生素 C，少量吃辣椒可健胃、助消化，预防胆结石，还有减肥的作用。但是过多食用辛辣食物所产生的大量消化液也会刺激胃黏膜，使其充血、水肿，易患胃炎、肠炎。

所以，假如你属于嗜辣一族，吃辣的时候一定要注意多喝点白开水或者绿茶、菊花茶、蜂蜜水，它们可以帮助去火、降低刺激性，同时，还要注意搭配蔬菜、水果等高纤维食物，可以起到去火排毒的功效，给肠胃一定的保护。

• 长期加班一族

对于一部分年轻白领来说，加班已经成为他们生活的一种常态，别人吃饭的时候他们工作，他们吃饭的时候别人已经睡觉了。加班、熬夜后，急于填饱肚子，胡吃海喝一通，导致睡前还有大量食物停留在胃肠中，容易引起肥胖和消化不良。而且，我们在紧张工作的时候，胃肠也跟着处于紧张状态，容易引起恶心、胃胀、疼痛。时间长了，巨大的工作压力和长期饥饿会导致胃酸分泌过多，出现胃溃疡等胃病。

假如你的工作需要经常加班，如果实在没有办法让饮食遵循正常规律，那么可以在办公室准备一些零食，比如饼干等，在该吃饭而不能吃饭的时候吃上一点，不要让胃长期处于饥饿状态，等到下班后，再稍微吃一点清淡好消化的食物。

• 宅男宅女一族

这一群体主要是一些年轻学生以及 SOHO 一族，包括周末时候很多人都会暂时加入这一群体。他们的特点是，不肯认真吃东西，总是一边吃一边看电视或者玩电脑、玩手机，不知不觉中容易吃下过量的食物，会使胃部过度扩张，导致胃功能紊乱，破坏胃酸分泌的正常节律，久而久之可导致胃病。而且，他们会吃下很多垃圾食品。

如果你选择节假日整天宅在家里，吃饭的时候请尽量用心一点。如果实在忍不住想吃点零食，不妨选择水果、酸奶等帮助消化的食物，以及坚果类食品，如杏仁、开心果、花生、瓜子等含有丰富的 B 族维生素，可以健脑、增强记忆力，对平时工作用脑过度的白领大有裨益，也可以考虑吃一点。但千万不要吃太多垃圾食品，在身体积累过多毒素，那简直是在慢性自杀。

• 立志瘦身一族

在这个追求骨感的年代，很多男士都加入了瘦身一族，更别说女孩子了。而且，有些体形肥胖的人为了身体健康，也的确需要减重。但是瘦身一族如果选择盲目节食来减肥，则会带来一系列胃肠功能紊乱，由于胃里一直没有可供消化的食物，在胃酸的强烈刺激下，会引发慢性胃炎甚至溃疡，更会严重地损害身体健康。

所以，假如你真的需要瘦身减重，可以考虑多吃一些热量比较低的食物，比如魔芋或各种蔬菜，以及含糖量不高的水果。需要减肥的朋友们还是要根据自身实际情况选择不伤胃的食物，以免让减肥造成胃肠的灾难。

运动保健
让肠胃健康有活力

　　我们常说，"生命在于运动"，肠胃作为生命之基石，运动对其健康也是大有裨益的。工作学习的压力，以及现代社会便利的公共交通，导致我们普遍缺乏运动，肠胃也缺乏活力，一系列的疾病也就随之而来。瑜伽、按摩等简易运动省时省力，经常做做可以疏通经络、放松身心，让我们的肠胃得到锻炼，焕发活力。

腹式呼吸，一呼一吸间放松肠胃

—— * ——

腹式呼吸是广受推崇的一种有益身心的呼吸方法，这是一种可以让人全身"放空"的呼吸方式，它不仅能够改善我们的心肺功能、舒肝利胆、安神益智，而且还可以刺激肠道蠕动，缓解便秘，对治疗腹泻也很有帮助，尤其能缓解因生活工作中过度劳累引起的常见肠胃疾病。

这是因为我们在进行腹式呼吸时，由于腹部肌肉紧张与松弛交替，从而使我们身体局部肌肉内的毛细血管也交替出现收缩与舒张情况，这样血液循环就会加速，扩大了氧的供给量，有利于机体代谢废物的排出，调整和促进了全身器官的运作；另外，腹肌的收缩和放松也是一种对身体非常有益的按摩，它对胃肠运动起到了促进的作用，能改善消化机能。同时，腹肌又是排便最主要的动力肌，所以有一定规律的腹式呼吸训练还可以预防习惯性便秘。所以，患有胃肠疾病的人，可以尝试腹式呼吸。

那么腹式呼吸指的是什么呢？简而言之，就是吸气要吸到让腹部凸起，吐气时要尽量压缩腹部使其凹入。那么具体该如何做到呢？其实很简单。它的基本要领是专心思考、放松身心、先吐后吸、吸尽呼尽。具体做法是：放松身体，调匀呼吸，收腹将气从口中快速吐出，屏气凝神，切记不可吸气。持续吐气，直到感觉自己的腹部快贴到腰上为止，将手按在下腹部，将口鼻张开让空气直接灌入肺尖，这种情况下手是会被推起的。

虽然看似容易，但要想做得符合标准步步到位并没那么简单，做腹式呼吸要注意几点：呼吸要深长缓慢；用鼻子呼吸而不要用口；一呼一吸时间要在 15 秒上下，也就是说深吸气（隆起腹部）3 ~ 5 秒的时间，屏息大约 1 秒，然后轻呼气（收缩腹部）3 ~ 5 秒，屏息大约 1 秒；这样每次持续做 2 ~ 15 分钟为宜。

对于身体素质比较好的人，屏气时间可以适当加长，呼吸节奏要慢且深。身体素质不太好的人，可以不用屏气，但是吸气时要吸足。像这样多加练习，每天练习 1 ~ 2 次，什么方式都可以，无论是坐式还是卧式，走式还是跑式，练到稍微有些热或者出汗就可以了。

腹式呼吸的关键是不管吸气还是呼气都要尽量达到"最大值"，也就是吸气吸到不能再吸进，呼气呼到不能再呼出为度，同样的道理，腹部也要相应回缩与膨胀到极限，如果能气运丹田是最好的。

大家一定要注意，在整个过程中不要犯一个常见错误，那就是在吐气过程中又吸气，我们要将气全部吐光才可以吸气，不能中途吸气，到了该吸气时大吸一口气，将气全部吸入肺中会有一种很充实的感觉。

此外，当你再次吸气的时候，胸部尽量不要扩张，这就得靠自己的意志来完成，有的人吸气的时候腹部很快就隆起，但是气就是吸不进去，因此特别注意不要让腹部隆起，尽量让空气直接进入肺部。

收紧腹横肌是腹式呼吸的主要作用，长期练习腹式呼吸就能减掉腰部和腹部的赘肉。所以，腰腹肥胖的胃病患者，尤其要经常练习。如果想让腹式呼吸的练习达到最佳效果，那么就要选择一个合适的地点，还要选择合适的时间，空气质量比较好的树林和阳台都是比较好的选择，时间上最好是在空气清新无污染的时候。

揉揉肚子，给肠胃做个按摩

—— * ——

相信不用我说大家也知道，如果我们在吃饭的时候吃得比较多，就会感觉不适，而揉揉肚子就会感觉好一点。事实上，揉肚子在医学里也是一种按摩。常常揉肚子，可以增加胃肠蠕动、强健脾胃，也可以疏通经络，调和气血，保健效果很好。

在中医学中，人体的腹部为"五脏六腑之宫城，阴阳气血之发源"。而揉肚子，就可以通和上下，分理阴阳，去旧生新，充实五脏，所以对身体大有裨益。不过在这里我们主要讲讲它对肠胃的好处。

揉肚子可以防止便秘，是因为揉肚子可增加腹肌和肠平滑肌的血流量，也可增强胃肠内壁肌肉的张力及淋巴系统功能，可以使胃肠等脏器的分泌功能更加活跃，从而促进对食物的消化、吸收和排泄，明显地改善大肠和小肠的蠕动，防止和消除便秘。这对于老年人来说很重要，所以，老年人在睡前和醒来后都可以在床上躺着揉一揉肚子。

经常揉一揉肚子，还可以促进胃肠道黏膜产生足量的"前列腺素"，可以很好地防止胃酸分泌过多，还可以预防消化性溃疡，而且按摩可以使腹壁毛细血管畅通，减少脂肪堆积，达到减肥的效果。

经常按揉肚子除了对身体有益，还有利于保持精神愉悦。在睡觉前按揉肚子，可以有助于睡眠，防止失眠，对于患有心脑血管疾病的患者，按揉肚子可以平息肝火，使人心平气和，血脉流通，对治疗疾病还有辅助的效果。

不过，这揉肚子也是有一定讲究的，不是想怎么揉就怎么揉的。按中医的说法，揉肚子主要是对人体肚脐周围的五个穴位进行按摩，促进腹部血液循环，促进胃肠平滑肌的收缩，增强腹内蠕动。平时我们自己可以进行一些简易的按摩，我们可以用左手按住腹部，手心对着肚脐，右手叠放在左手上，先以顺时针方向揉腹，再换逆时针方向揉，也可以用一只手，轻触腹部，以肚脐为原点由小到大地往外画圈。

对于按摩持续的时间，中医常有按摩36、72下之说，但实际操作中我们也不必过于讲究，不过时间最好保证在5分钟以上，适度用力，由轻到重，稍微感觉到腹部发热就可以了。另外，中医有顺时针按摩为泻，逆时针按摩为补的说法，顺着肠的蠕动方向，顺时针按摩可以缓解便秘。

最佳的按摩时间是每天下午一点到三点之间，这个时间段促进消化的效果最好。这是因为，这一时段中小肠经经气最旺，这个时间按揉肚子可以加速小肠吸收、促进消化。我们还可以在入睡前和起床前进行，效果也不错。但大家最好不要饭后马上揉腹，可以在饭后半小时进行。

需要提醒大家注意的是，虽然看起来揉肚子简直是简单又有益，每个人都应该尝试。但实际上，虽然揉肚子有利于养生，但是腹部皮肤有化脓性感染，或腹部有急性炎症（肠炎、痢疾、阑尾炎等）的患者就不宜按揉腹部，否则会导致炎症扩散，还有刚做完手术的病人、月经期间的妇女、孕妇以及腹部突然剧烈疼痛的人也不适合按揉腹部，另外，腹部脏器患有癌症的人也不宜按揉，否则会导致癌症扩散或出血。

简易运动，改善消化不良

—————— * ——————

要是说运动能强健心脏、锻炼肌肉，估计谁都没异议，可是运动能改善消化不良是什么道理？别着急，我们这就来慢慢分析。首先，运动能够刺激肠道，促进分泌消化液，加强胃肠的消化和吸收功能，也就是可以改善消化系统的功能，从而可以改善消化不良的状况。此外，运动还可以促进肠道蠕动，软化粪便，从而可以增强便意，促进排便。

对于那些久坐不动的人，由于长时间坐着，缺乏活动，肠道蠕动功能就会减弱，尤其对于女性来说，由于腹肌天生较弱，送便排出的力量小，容易出现便秘。所以，针对消化不良引起的各种症状，我们可以尝试通过运动来缓解、改善。

便秘：有氧运动。便秘是现代生活中常见的消化道疾病，有规律地进行有氧锻炼可以缓解便秘，生活中我们可以慢跑、骑自行车等。在有氧运动过程中可以刺激肠道肌肉的自然收缩，软化粪便加速排泄。

腹泻：盆底肌锻炼。通俗地说就是排尿时突然中止小便的动作，这时用力的肌肉就是盆底肌，放松和收缩，反复几次就可以。

这种锻炼也叫"凯格尔运动"，这种运动可以增强骨盆底肌肉的力量，防止膀胱和肠道发生泄漏，可以改善功能性腹泻、大便失禁等病症。

胃口差：深呼吸。将身体坐直，利用腹部上方肌肉的力量进行缓慢的呼吸。这个动作可以加快胃部的血液循环，可以增加食欲，促进消化和吸收，可以缓解由于精神高度紧张而引起的消化不良、胃疼等不适，收到调理脾胃的效果。

腹胀：仰卧起坐。仰卧起坐是缓解腹胀最简单高效的锻炼方式，它可以塑造坚硬结实的腹肌，燃烧腹部多余脂肪，还可以提升消化功能，有利于缓解腹部胀气、胃部胀满和便秘等胃肠道问题。

胃疼：抬高双脚。在床上平躺，弯曲双膝，将臀部作为支点，将上半身和双脚腾空，身体将会呈现一个"V"字，持续这个姿势不变，做 5 ~ 7 次深呼吸。这种锻炼方法和瑜伽中的"船式"姿势相似，它抬升横膈膜，从而减轻胃部和肝部承受的压力，缓解胃部痉挛、上腹部疼痛等症状。

反酸嗳气：向前抱腿。并拢双脚，直立，弯曲上半身，双手抱住小腿，保持这个姿势 10 ~ 15 秒。做这个动作就相当于给消化器官进行"按摩"，这样可以缓解消化不良、反酸、嗳气等症状。

慢性炎症：扭转双腿。平躺在地面上，伸展双臂，左右扭转摆动双腿和下半身，重复做 20 次上下。可以促进血液循环，使血液流向消化器官，可以减轻胀气、疼痛和消化道慢性炎症。

需要提醒大家的是，这些动作最好在空腹时练习，至少不要在饱餐后练习，以免适得其反，影响消化。而且，运动的时候要保证体内水分充足，这样才能取得更好的效果。

指压按摩，每天两分钟，告别便秘

—— * ——

指压按摩治疗病痛的功效，大部分人都还是很认可的，对于便秘这种最好不要吃药以免产生依赖或者会使肠道紊乱的疾病，利用指压按摩会达到非常好的效果。但是在讲述怎样按摩治疗便秘之前，我们得先了解几个最常用的手法及注意要点。

• 按压

通常在做指压按摩的时候，拇指、中指和无名指是用得最多的。按压时，施压的主要是拇指，中指和无名指起着支撑作用。长指甲接触皮肤时会对皮肤造成一定的伤害，所以建议在按摩之前剪掉长指甲，尽量用指肚按压，这样才会收到事半功倍的效果。

按压时指肚要略用力下压，当然，如果要是能准确找到穴位，在穴位边上转圈按压效果会更好。按摩的时候，力度要适中，力度不够起不到效果，用力太大又会带来一些不必要的疼痛。如果呼吸与指压动作能协调一致，效果会更明显。

• 摩压

对于刚学会指压按摩的人来说，摩压的动作要领很重要：将手指展平，放在穴位上，用力得当，轻轻旋转着按压穴位表面。

• 掌揉

用手掌轻轻摩擦按揉也是常用按摩方法之一，随着手掌的运动，可以给需要按摩的部位带来一些震动。掌揉时可以将手温热，这样效果会更明显。

• 提拽

用大拇指、食指、中指掐住穴位上面的皮肉，略用力向上拽，并轻轻地拧。这种方法也可以用在赘肉较多的腹部，会有不错的减脂效果。

总之，大家在按摩的时候，可以从简单易学的动作开始，循序渐进，再做一些复杂难学的动作。另外，时间最好也要控制好，不要过度按摩，最好要对称按摩，按摩了左边部位再把右边也按摩一下，这样可以保持左右部位的协调平衡。

指压按摩时，手的温度不要太低，暖和一点可以促进血液循环，皮肤的温度上升了，按起来肌肉才不会疼痛，因此，做指压按摩前最好还是把手搓热，这样效果更好。

此外，在做指压按摩时也是有一定技巧的，不能盲目乱来，技法正确才可治病，下面我们就来看几个可以治疗便秘的简单方法。

• 按揉支沟穴

支沟穴位于前臂背侧，阳池穴与肘尖的连线上，腕背横纹上3寸，尺骨与桡骨之间。

方法：用一侧拇指指腹按住支沟穴，轻轻揉动，以产生酸胀感为宜，每侧 1 分钟，共 2 分钟。按摩支沟穴对治疗便秘有特效，无论是什么原因引起的便秘，按摩支沟穴都很有效果。

• 点揉尺泽穴和曲池穴

尺泽穴位于肘横纹中，肱二头肌腱桡侧凹陷处。曲池穴位于肘横纹外侧端，屈肘，尺泽穴与肱骨外上髁连线中点处。

方法：用一侧拇指指腹按住尺泽穴，轻轻揉动，以产生酸胀感为宜，每侧 1 分钟，共 2 分钟，曲池穴操作同尺泽穴。这两个穴位是上肢中治便秘的要穴，尺泽穴为肺经穴位，曲池穴为大肠经穴位，二者相配能有效促进大便排出，效果显著。

• 点揉合谷穴

合谷穴位于手背，第 1、2 掌骨间，第 2 掌骨桡侧的中点处。大家可以用一只手的拇指指骨关节横纹放在另一只手的拇、食指之间的指蹼缘上，拇指尖下便是此穴。

方法：用一侧拇指指腹按住合谷穴，轻轻揉动，以产生酸胀感为宜，每侧 1 分钟，共 2 分钟。点揉合谷穴可以缓解因便秘引起的各种症状。

• 按揉内庭穴

内庭穴位于足背，第 2、3 跖骨结合部前方凹陷处。

方法：用一侧拇指指腹按住内庭穴，轻轻揉动，以产生酸胀感为宜，每侧1分钟，共2分钟。按揉内庭穴可以缓解年轻人因过量饮酒或食用辛辣食物引起的便秘。

● 按揉三阴交穴

三阴交穴位于小腿内侧，足内踝尖上3寸，胫骨内侧缘后方。

方法：用一侧拇指指腹按住三阴交穴，轻轻揉动，以产生酸胀感为宜，每侧1分钟，共2分钟。按揉三阴交穴，可以解决部分老年人因年老体衰引起的便秘问题。

这些方法并不难学，只要肯花些时间来做，对保护肠胃健康会有很好的效果。

经络按摩，肠胃通畅百病消

———— * ————

在中医学中，经络有运行气血、沟通内外、联络脏腑、贯穿上下的作用，人体通过经络系统把各个组织器官连成一个有机的整体，从而进行正常的生命活动。经络按摩之所以能治病，就是根据脏腑经络、营卫气血之学说，并根据疾病发病的原因和症状，运用不同的补泻手法，按穴道、走经络、疏经通络，调节营卫气血，并通过经络的传导作用，调整脏腑组织器官的功能，从而扶正祛邪，达到治病的目的。所以，除了用指压手法之外，我们也可以经常做一些经络按摩。

当然，人体的经络千千万万，遍布全身，而且这些经络上的穴位都控制着人体的不同部位，所以，针对不同疾病，我们需要按摩不同的经络。对于胃肠病的保养来说，我们就可以从胃肠经入手。

胃经位于人体正面，从头至脚的一条线路。对于胃经，我们可以采取拍打刺激的方式梳理经络气血，重点穴位可用指揉的方法，对于拍打的力度我们要有所注意，腿部可以适当加重，每天做三次，每次 5 ～ 10 分钟即可，另外，还可以配合做些小运动来活动经络，从而更好地达到健胃的目的。

比如，多动脚趾可以健胃，因为从经络看，胃经经过脚的第二趾和第三趾之间，管脾胃的内庭穴也在脚趾的部位。一般来说，肠胃功能比较好的人，站立时会很稳固。所以，肠胃功能不太好的人，也可以经常锻炼下脚趾。具体方法有如下几种：

1. 脚趾抓地、放松，重复练习，对经络形成松紧交替刺激；

2. 反复将脚趾往上扳或往下扳，同时配合按摩第二、三脚趾趾间缝；

3. 按摩脚趾，消化不良及有口臭、便秘者，宜顺着脚趾方向按摩，以达到泻胃火的目的，对脾胃虚弱、腹泻者，可逆着脚趾方向按摩。

而且，小腿集中脾胃经，在做脚趾运动的时候也可以顺便将小腿从上到下依次按摩一下，效果会更明显。需要注意的是，力度要适当，以自己舒服为宜，同时不要在过饱或者过饿的时候按摩。儿童不适用于这种按摩方法，他们的脾胃穴位和成人的不同，需要特殊对待。

至于大肠经，它位于上肢外侧，我们可以通过拍打刺激大肠经通便来保养大肠，拍打时应沿大肠经的循行路线双手交替进行，每天拍打 1 次，每次 12 分钟左右。另外，打通大肠经还可有效预防皮肤病。

小肠经起始于小指旁的少泽穴，沿着胳膊外侧循肩膀一直向上到头部，直到耳朵旁的听宫穴，左右各 19 个穴位，其中有 7 个穴在肩膀上，自己按不到，大家只要记住它们的循经路线就可以了。小肠经是"主液所生病者"，"液"是指胃液、胰腺、前列腺和滑膜分泌的滑液等，凡与"液"有关的疾病，都可以从小肠经来寻找解决办法。

不管是胃经还是大肠经、小肠经，我们都可以通过敲打、按揉来疏通这些经络，最终达到保健肠胃的目的。肠胃不好的人，尤其是中老年人，可以学习一下正确的经络按摩方法，没事就给自己的肠胃做做保养。

练习瑜伽，从外到内放松肠胃

———— * ————

瑜伽这种风靡全球的运动相信大家都有所耳闻，它不仅可以强化肌肉骨骼、塑造完美身材，更是一种积极向上的生活态度，所以练瑜伽不只是女人才能做的事，也不是少数人的需要。由于瑜伽可以强化身心安定能力、适应与控制能力，所以不仅有利于身体健康，还有利于调节心情，因此，很容易受到情绪影响而发作的胃肠疾病，特别适合通过练习瑜伽来改善。

适合胃肠疾病患者的瑜伽动作有很多，不过在这里，我们专门来讲讲怎么清理肠胃：首先，我们要做好准备工作。选择早晨空腹的时候，准备一壶温开水，放入一些盐，略带咸味。然后准备两个玻璃杯，倒满盐水，快速并不间断地将其喝完，喝完水之后，立即做下面六个瑜伽姿势，每个姿势做五次，连贯做完六个姿势为一套。

• 船式

1. 坐在地面上，腿向前伸直，手掌放在臀部两侧，保持背部挺直；

2. 呼气时躯干稍向后靠，同时抬起双腿，保持膝关节伸展，身体的平衡靠臀部来保持，让眼睛与大脚趾齐高度；

3. 平衡之后，手离开地面，向前伸展，手臂与地面平行，掌心相对；

4. 正常呼吸，保持半分钟或者逐渐增加时间；

5. 呼气，放松身体，躺下，完全放松。

● **蝗虫式**

1. 俯卧地面，手臂放在身体两侧，掌心冲上；

2. 吸气，让头部、胸部和双腿同时抬离地面，手臂往后伸展；

3. 让最后一条肋骨紧贴地面，减轻腰椎的压力；

4. 正常呼吸，停留 5 ~ 10 个呼吸后放下身体，放松。

● **摩天式**

1. 直立，两脚与肩同宽；

2. 吸气时，双臂举过头部并伸直，双手交叉，转动手腕，掌心向上；

3. 呼气时，双臂带动上身慢慢弯下，直到身体与地面平行；

4. 再次吸气，双手慢慢举起，呼气时双手分开，在体侧落下。

● **风吹树式**

1. 直立，双脚并拢，两臂放在身体两侧；

2. 吸气时，双手慢慢高举过头部，在头顶合掌，同时提起脚后跟；

3. 呼气时，上身从腰部弯曲，倾向右侧；保持几秒，吸气时收正；

4. 呼气时向左，吸气时收正。

● **腰部旋转式**

1. 直立，双脚分开，略小于肩宽；

2. 吸气时，两臂高举过头，双手交叉，转动手腕，掌心向上；

3. 呼气时，双臂带着上身慢慢弯下，直到身体与地面平行，两眼注视两手；

4. 吸气时，双手带动身体尽量转向右方，呼气时则尽量转向左方。

● 蛇扭转式

1. 俯卧地上，手掌着地，平放在胸部两侧的地板上；

2. 吸气，双手撑地抬起身体，直至两臂完全伸直；呼气保持一会儿；

3. 吸气，头带动身体转向右侧，呼气时，眼睛看着左脚跟，保持几秒钟；

4. 吸气，头带动身体转向左方，呼气时看着右脚跟。身体条件较好的人，可以试着看自己的背部。

每次做完一套动作之后，我们可以马上再喝 500 毫升的温水，可以重复练习，一般来说，做两组就会有想要排便的感觉。假如是胃肠没有疾病的健康人群，建议大家在上完大号之后，再喝 500 毫升的温水，继续练习，一直到排出清水为止。我们可以通过练习瑜伽配合长时间连续饮用净水，使水由口腔开始，顺消化系统排出体外，这样可以起到安全清洗肠胃的效果。

但是，需要注意的是，做完这些动作之后，尽量要保证一个小时之内不吃任何东西，如果一定要吃，也最好吃素食。患高血压的人不能喝盐水，用温水就可以。这套瑜伽招式一周内要做多少次，大家可以自己决定，但假如大家不便秘，一个月一次就可以了，严重便秘者，可以每周练习 1 ~ 2 次。而且，患胃溃疡或十二指肠溃疡的人不应该擅自清肠，我们要遵医嘱而定。

普通胃病患者这样做保健运动

———— * ————

对于胃病患者来说，运动可以增加呼吸的深度与频率，促使膈肌上下移动和腹肌较大幅度地活动，从而对胃肠道起到较好的按摩作用，可以改善胃肠道的血液循环，增强胃肠道黏膜的防御能力。另外，由于体育锻炼能够增强全身肌肉的力量，也就包括增强腹肌和消化道平滑肌的力量，可以帮助消化器官保持在正常的位置上，所以体育锻炼也对治疗内脏下垂有很好的效果。假如我们担心自己出现胃下垂，那就赶紧动起来吧。

一般来说，胃病患者可以通过练练气功、打打太极拳等来改善病情，但显然这些运动对时间或场地都有要求。假如你工作繁忙，有可能好几天甚至一周都不能锻炼，这也没关系，不管你有多忙，每天至少抽出几分钟时间来做做下面这些保健操，学会这些省时省力的运动，你就再也不用拿没时间运动做借口了。

• 扭腰锻炼

这项保健操不仅有健胃的功能，而且对便秘、腰痛、失眠也有很好的疗效。具体做法是这样的：站立，双脚分开与肩同宽，放松上身；两手握拳，左臂侧平伸，右拳放在左胸处，腰向后转到最大限度，同时甩右拳，头和眼随着拳转动，眼注视拳的前方，双脚不可以移动；然后甩左拳，方法同上，左右交替。左右共转腰 60 次，逐渐可增加至 300 次。

• 提臀锻炼

这个简简单单的提臀动作，不仅可以让你臀部更丰满、更挺拔，同时还能锻炼胃部肌肉，增强消化功能。具体做法是：双脚开立，比肩稍宽；双膝微屈，上身略微向前倾，两手自然垂落于两大腿上；腰腹部用力，臀部向后翘、向上提，力所能及至极限后，臀部运动轨迹像画下半圆一样，保持 2 秒钟左右；然后往回收，恢复至初始状态。反复做 15 次为一组，休息片刻，每次做两组。但是需要注意的是，在做提臀锻炼的时候要挺胸抬头，双肩自然下垂，动作要适度。

• 跪姿前倾

这个动作有助于消除胀气、胃肠综合征（如胃肠痉挛、腹泻等），还可强化大腿肌肉。具体做法是：双膝跪地，从膝盖到脚趾都要接触到地面，上半身保持直立，双手自然下垂；缓慢坐下，直到体重完全压在脚踝上，双手自然放在膝上，保持正常呼吸，保持该姿势约 30 秒，放松后再将上半身向前倾。重复做 3 ~ 5 次。

• 伏地挺身

这个动作能够消除胀气、解除便秘、锻炼背肌，对脊椎矫正也有一定的帮助。具体做法是：俯卧（趴在床或地板上），全身放松，前额触碰地面，双腿伸直，双手弯曲与肩平放，手肘靠近身体，掌心向下；双手支撑，抬起头、胸部，双腿仍接触地面，直到感觉胸腹完全展开，保持该姿势约 10 秒钟。重复做 3 ～ 5 次。

● **站立弯膝**

这个动作对缓解消化不良与便秘很有帮助。具体做法是：双脚分开，与肩同宽站立，双手轻放膝上，身体微向前弯；深吸一口气，吐气时缓慢收缩腹部肌肉，让腹部肌肉呈凹陷状，但不要勉强用力，否则会感到不舒服，保持该姿势 5 ～ 20 秒，不要憋气，然后顺势将肺部气体排出，放松肌肉。重复 4 ～ 7 次。

需要注意的是，胃病同时又伴随有高血压、头晕的患者，涉及转圈的动作时要慢慢转，防止跌倒。假如我们能够每天抽出时间来做一些简单运动，就可以促进血液循环，提高新陈代谢，帮助胃肠蠕动，增强肠胃功能，消除精神压力等，对胃病能起到很好的辅助治疗效果。

胃下垂患者这样做保健运动

—— * ——

　　在谈胃下垂患者的运动宜忌之前，我们先来看看什么是胃下垂。通常，随着我们年龄增长，身体各项机能衰退，肌肉也会逐渐失去力量，维持胃部的肌肉及韧带开始松弛，我们的胃就会慢慢下垂，低于它的正常位置。除了肥胖，很多中老年人大腹便便就跟胃下垂有很大关系，不过，现在很多年轻人也会出现胃下垂。

　　在讲胃时我们说过，正常情况下，我们的胃位于人的上腹部偏左，它的位置相对比较固定，但它的位置有时会因为人的体型、体位、胃内容物的充盈情况等而发生一定变化，比如我们站着跟躺着的时候，胃的位置是不一样的。但不管胃的位置怎样变化，正常情况下，维持胃的腹膜及韧带强韧有力，不至于让胃的位置变化太大，怎么变也都在上腹部。

　　但是，瘦长无力型体质的人，以及那些营养不良、久病消耗、肌肉不发达的人，由于他们维持胃的韧带及腹膜不够坚韧有力，如果平时不注意调养，饭后参加剧烈运动或长久站立等，就有可能出现或者加重胃下垂。胃下垂的病人绝大部分身材消瘦，主要表现为消化不良，比如上腹饱胀不适、食欲不振等，有些病人有时会出现上腹牵扯痛，有时会感觉到中下腹胀痛不适，尤其是在饱餐后更加明显。

　　显然，胃下垂的这些特征决定了患者不适合饭后运动，但是这并不意味着他们不能运动，相反，运动锻炼是胃下垂患者最好的保健方法。因为经常锻炼身体可以让肌肉，尤其是腹部肌肉保持一定的张力，对于胃下垂的恢复是非常有益的。

但是，我们注意不要做过分剧烈的运动，尤其是跳跃运动，比如跳高、跑步等，也不要长时间站立。最适宜胃下垂治疗的运动项目是轻柔的体操、单杠、双杠、游泳等，这些运动有利于腹壁肌肉力量的增加和胃肠肌肉紧张度的加强，病人可以根据体力情况适当选择。

上面提到的运动比较偏竞技性，日常生活中适合胃下垂患者的全身锻炼运动主要有体操、太极拳、八段锦、五禽戏、散步等。由于胃发生下垂，因此我们重点要锻炼腹肌，所以大家还可以试着做做下面这些小练习：仰卧，双腿伸直抬高，放下，反复进行数次，稍作休息后再重复做数次。也可以模拟蹬自行车的动作，或做下蹲动作。

除此之外，这里我再向大家推荐一组胃下垂的保健方法：

侧卧弯腰练习：侧卧位，·双腿伸直，两手交叉抱头，用力使头和胸部抬离床面，还原，重复 5 ～ 6 次。然后换成另一方向侧卧位练习。

抬腿练习：仰卧，双腿并拢伸直，抬高约 45 度，维持 10 秒钟，还原。重复进行，10 次为 1 组。

摆腿练习：仰卧，双腿并拢伸直并抬高约 45 度，先向左侧摆动，还原后再向右侧摆动，重复 10 次为 1 组。

仰卧起坐练习：仰卧位，两臂伸展过头或双手抱头，用力收腹，前屈身体尽量靠近大腿。10 次 1 组。

腹式呼吸练习：仰卧位，双手交叉置于腹部，体会呼吸时腹部的起伏运动，也可在腹部隆起时双手施加阻力，或在腹部放置沙袋，进行抵抗阻力的练习，增强训练效果。

　　总而言之，除了营养不良、久病消耗过重的患者，绝大多数胃下垂患者都需要运动来锻炼自己的腹肌，但是一定要避免剧烈活动，也不要饭后运动。关键要循序渐进，开始时可以进行太极拳等轻度锻炼，继而可做一些腹肌锻炼如仰卧起坐、俯卧撑等。等到支持胃的韧带、腹膜锻炼得坚强有力了，我们就可试着进行一些更大强度的运动，至胃下垂完全治愈后，就可像常人一样自如地进行各种体育运动了。

肠胃病患者这样运动，安全又有效

———— * ————

虽说不管是得了急慢性胃炎、胃溃疡、胃下垂还是胃神经官能症等疾病，做些体育运动都可以促进肠胃的蠕动，增强腹肌和消化道平滑肌的力量，使消化器官保持在正常的位置上，且经常参加体育锻炼可以使人精神饱满、情绪高昂，有助于治疗胃病。但是，肠胃病患者在运动时还是需要有所注意，假如运动不当，就很容易再次伤害到我们娇弱的肠胃。

得了肠胃病，运动要讲究

下面，我就跟大家讲讲肠胃病患者运动的时候都有哪些讲究。

首先，有以下这些情况时我们需要谨慎运动。胃出血、腹部疼痛者要等到病情恢复或好转后再进行适当运动；胃病患者饭前不宜进行剧烈运动，胃下垂患者应在饭后 2 小时之后再进行锻炼；溃疡处于活动期的患者，要避免或减少腹部运动，避免增加出血或穿孔的可能；有明显幽门梗阻时，也不宜进行运动；伴有严重器官功能衰竭时，也不宜运动。

其次，要注意运动量。对于任何肠胃病人来说，运动都要循序渐进，根据情况逐渐加大运动量。在开始进行运动锻炼时，运动量要小，运动时脉搏每分钟保持在 120 次左右，随着我们机体健康状况的改善，运动量可逐渐加大，运动时脉搏可增至每分钟 140 次左右。注意，达到应有的运动强度后，就应当维持在这个水平上坚持运动，千万不要盲目加大或突然加大运动量，以免发生不良反应。而且，肠胃病患者的运动保健，要注意全身运动与局部运动相结合，才能取得良好的保健作用。一般以全身运动为主，同时注意配合一些适当的局部按摩，不仅可以锻炼到身体肌肉，还能改善胃部血液循环，更好地促进肠胃病的痊愈。

然后，还要讲究运动环境。运动的时候要选择氧气充足、空气清新的地方，运动前一定要热身，活动一下四肢，让自己逐渐进入运动状态。由于运动中出汗会大量损耗体内液体，从而使力量、速度、耐力及心脏的输出能力都有所减弱，故在运动前 1 ~ 2 小时、运动中及运动后都要饮用适当的净水，不要到口渴时才喝水。而且，进行户外运动时，尤其要注意气候的变化，随身携带衣物，及时增减，避免出现胃肠道受凉或感冒。比如，冬天不太适合户外行走，这种情况下，在居住环境里走动走动，效果会更好。

至于运动时间，倒是可以灵活掌握，未必一定要固定时间。因为一天当中运动的最佳时间因人而异，大家完全可以根据自己的生活规律、生物钟和工作性质，找到自己的最佳锻炼时间。但是，不建议胃病患者早晨空腹锻炼，也不建议吃完饭之后马上锻炼，比较推荐的时间是晚饭至少半个小时之后。但是注意不要太晚也不要强度太大，否则会使交感神经兴奋，影响到睡眠。

饭后这样走才健康

大家可能都听过"饭后百步走，活到九十九"的民谚，可是大家应该也听到近些年来不断有人质疑这个观念，认为胃病患者并不适合这样做。那么，身患胃病的人，饭后到底能不能"百步走"？

按理说，散步对肠胃有明显的好处。因为身体活动少的时候，胃肠的活动也会跟着减弱，很容易引起消化不良、便秘，如果饭后散散步，腹部肌肉的活动会对胃肠进行有效的"按摩"，会促进和改善胃肠的消化和吸收。所以，那些长时间伏案工作、体形较胖或胃酸过多的人，只要走上 20 分钟，就能促进胃肠蠕动、消化液分泌和食物的消化吸收，对肠胃是有好处的，他们特别适合饭后百步走。

但是，大家要注意，患有慢性活动性胃炎、消化性溃疡、胃下垂的人，最好是"饭后不要走"。因为这类人群非但饭后不宜散步，饭后就连一般的走动也应减少，最好能在饭后平卧 10 分钟。这是因为，饭后胃内食物充盈，此时再进行直立性活动，就会增加胃的振动，加重胃的负担，引起胃下垂或加重原有肠胃病。

如果是有胃病的老人，就更不应该"饭后百步走"了。因为饭后立刻散步会增加胃肠蠕动，吃进去的食物会对胃壁产生刺激，不利于胃黏膜修复，且老年人消化功能本来就比较差，饭后大量食物集中在胃肠内，正需要较多的血液来供应肠胃，帮助消化，如果此时马上来个百步走，势必要使一部分血液向下肢肌肉输送，胃肠供血就会明显减少，影响食物的消化吸收，反而伤身。

即便是一般的胃病患者或者健康人群，适合饭后散步的，也要先明确一些常见误区。所谓的"饭后百步走"，这个"饭后"，不应该是放下碗筷之后就马上出去散步。因为吃进去的食物需要在胃里停留一段时间，与帮助消化吸收的胃液相混合，而进食后马上站起来走路，无疑会使胃肠道血液供应量相应减少，给胃增加许多紧张因素，破坏正常的运作。所以，饭后休息 30 分钟左右再开始散步才能起到保健的作用。

这个"百步走"该怎么走也是有讲究的。"百步"当然是个约数，并不是说真的只走一百步。我们可以根据每个人的身体情况，走动的时间在15 ~ 30 分钟之间选择。体弱、年迈的人可以少走一些，平时缺乏运动、体重超标、消化不良、食欲不振的人可以多走一些。至于"走"，一定要是慢速的散步，每分钟走 60 ~ 70 步就可以了，最多每分钟 90 步，不可以再快了。因为饭后只适合做轻微的运动，不然会造成腹胀、积气、结肠综合征，所以饭后肯定不适合上下楼梯或者小跑，比较剧烈的活动最好等到饭后一个半小时再进行。

最后再给大家提个醒，除了胃下垂等疾病之外，患冠心病、心绞痛、高血压、脑动脉硬化、糖尿病、贫血、低血压的人，尤其是患有这些疾病的老人，饭后不要走动，最好静坐休息。否则很有可能因为心、脑供血不足而出现头昏、眼花、乏力、肢麻的症状，甚至还可能突然昏厥跌倒，这就十分危险了。所以，这饭后能不能走，还真不是一概而论的，我已经把原则教给大家了，大家得根据自己的具体情形来决定。

日常调养

构筑肠胃的健康屏障

　　自我们出生伊始，随着年龄不断增长，我们的肠胃状况也在不断变化，有的人可以长久地保持肠胃健康，有的人却疾病累累。究其根本，区别其实来源于日常生活细节。从情绪到睡眠，从用药到体检，各种细节都会对我们的肠胃健康产生影响。正因如此，在日常生活中重视全面调养，才能更好地保健肠胃、抵御疾病。

饮食温和，给消化不良的胃减负

—— * ——

每年的春节过后，因为消化不良来医院的患者都会骤增。这时候，我也会经常遇到网友的咨询："每天要到处赶饭局，明知道这样不好可是也没办法，大大小小的聚餐吃得太多，有点消化不良了，怎么办？"

相信这是很多人都会遇到的问题。胃是很坚强的器官，那么强的胃酸都能耐受，那么多的细菌都不怕，可是同时胃也有娇弱的一面，很多情况下胃都可能会受到伤害，消化不良。当我们心理和精神压力过大，会消化不良；饮食习惯不好，刺激的食物吃得太多，会消化不良；幽门螺杆菌感染，会消化不良；环境温度的剧烈变化，也会消化不良……所以胃和其他器官一样，也是需要我们用心呵护的，尤其是在消化不良的时候。

其实说到底，消化不良是由胃动力障碍所引起的一种临床症候群。消化不良的病根在胃，最主要的原因还是暴饮暴食让胃不堪重负，所以合理膳食是非常关键的做法。那么，消化不良的时候，我们吃些什么比较好呢？

总体来说，消化不良的时候，我们的饮食只需要遵循温和无刺激的原则就可以了，目的在于减少肠胃的负担，但与此同时，我们也要保证能够摄取足够的营养。所以根据这一目的，我们至少需要做到以下两点：

首先要保证充足的热能和蛋白质。既然已经消化不良了，那么肯定营养也得不到充分的吸收。可是由于病程中我们的机体消耗大，更应该为身体供给充足的热能，以防止体重出现下降，所以，我们可以吃一些高蛋白、高热能、低脂肪的半流质饮食或软食。一般来说，每天摄入的蛋白质要在 100 克以上，脂肪要在 40 克以上，总热能要达到每天 2500 千卡，这样才能让身体有力气恢复健康。

其次就是要注意补充足够的维生素，蔬菜水果是维生素的最佳来源。所以如果大家没有严重腹泻等肠道疾病症状，单单只是胃部问题引起的消化不良，可以适当多吃一些高纤维食物，比如新鲜水果、蔬菜和全麦食物。

一些水果对于消化不良的患者来说是非常有益的。比如山楂，山楂是消肉食积滞的上品，含山楂酸等多种有机酸，并含解脂酶，进入胃里面之后，能增强酶的作用，促进肉食消化，有助于胆固醇转化，所以对于因肉食摄入过多而消化不良的患者来说，山楂实在是个不错的选择；再比如苹果，苹果中除了富含维生素，它含有的纤维素还可以刺激肠道蠕动，加速排便，所以又有通便作用，缓解便秘效果不错；香蕉也是润肠通便很好的选择，但需要注意的是，香蕉不宜空腹食用，最好饭后半个小时食用；西红柿中含有一种特殊成分——番茄素，有助于消化、利尿，能协助胃液消化脂肪，所以也是很好的选择。

此外，大家还可以考虑多吃一些新鲜木瓜、菠萝，这些水果是消化酶的最好来源。没有成熟的番木瓜含有两种酶类，一种叫番木瓜蛋白酶类，一种叫番木瓜蛋白酶，可以把脂肪分解成脂肪酸，可以促进食物的消化和吸收。菠萝也一样能起到助消化的作用，还可以缓解便秘，它之所以有助于消化，主要是其中含有的菠萝蛋白酶在起作用，这种酶在胃中可分解蛋白质，补充人体内消化酶的不足，帮助消化不良的病人恢复正常消化机能。

对于消化不良患者来说，补充维生素和纤维质的食物，我们更推荐水果而不是蔬菜。因为水果中含的纤维很多是可溶性的，而且不那么粗糙，对胃的刺激相对会小一些。当然除了水果之外，某些蔬菜也可以帮我们缓解消化不良的症状，比如白菜就可促进胃肠道蠕动，帮助消化，防止大便干结。另外告诉大家一点，很多人只喜欢吃白菜叶，但假如你想帮助胃肠蠕动的话，白菜帮才是最管用的。

禁食清肠，切记注意分寸

———— * ————

虽说现代意义上的禁食疗法起源于 18 世纪的欧洲，但实际上禁食的概念在中国道教古老的辟谷术以及其他一些世界性宗教中都有提及。中国民间也一直比较推崇禁食的好处，比如《红楼梦》第 53 回"宁国府除夕祭宗祠，荣国府元宵开夜宴"中写道："这贾宅中的风俗秘法：无论上下，只一略有些伤风咳嗽，总以净饿为主，次则服药调养。"而晴雯在补了一夜孔雀裘，伤风感冒病情加重的时候，"故于前一日病时，就饿了两三天，又谨慎服药调养，如今虽劳碌了些，又加倍将养了几日，便渐渐地好了"。可见，这贾府相当推崇饥饿疗法，而且效果似乎也不错。

可是大家应该注意到了，贾府中经常用到的这种饥饿疗法，往往只是用在伤风感冒或者偶尔的肠胃不适，目前没有依据表明重病的时候也可以禁食治疗。所以，大家不要偏听偏信，那些所谓饥饿疗法可以治疗癌症的说法不能相信，禁食也不是让你整天饿肚子，它有很多讲究，很多人因为听信谣言而误入歧途，所以养生不成反而伤身。

我之前有一位胃溃疡患者，特别关注养生健康方面的知识，还和朋友们一起参加了一个"辟谷养生班"，据说不仅可以清除肠中秽气，还能减轻身体负担。在一次活动中，他们整个班的人都在一个农庄中待了 3 天，这 3 天所有人都粒米未进，仅靠营养粉、果汁和清水度日。结果到第三天，大家都饿得快撑不住了，本来有胃病的她更是感到肚子一阵一阵地绞痛，到了医院一检查，她的胃溃疡更严重了。

那么对于这种禁食行为，我们到底该怎么看待呢？其实我国古代道家的"辟谷"主要是限制进食米、麦、豆等五谷类食物，辟谷养生，绝非单纯不吃东西饿肚子这么简单。真正中医概念里的饥饿疗法，必须由经验丰富的专业医生施行，大家不能随意相信现在市面上流行的所谓"辟谷养生""断食减肥"，它们大都歪曲、偷换了"辟谷"的概念。让人片面、盲目地断食或偏食，不但无益于健康，还会带来营养不良等许多负面效果，而且一味让自己"饿"下去，由于营养缺乏，不仅可能造成人体内的正常代谢无法进行，而且免疫系统可能也会遭到破坏。

但是，从某种意义上来说，营养过剩比营养不足危害更大，对健康更不利，所以，适当禁食是可以考虑的。根据美国南加州大学长寿专家沃尔特·朗戈的研究成果，每隔半年禁食 2 ～ 4 天，可以使身体调节到生存模式，消耗掉体内储存的脂肪和糖分，分解大量旧细胞。他认为，人体在禁食状态下，会发出令干细胞再造白细胞的信号，重新组建整个免疫系统，使新细胞取代旧的受损的细胞，从而让我们有焕然一新的感觉。

这种禁食不是简简单单的饿肚子，它有一套科学的方法。目前国际上一般采用相对禁食的方式，就是首先不禁止水，其次是允许摄入少部分能量，大家可以通过每天喝一些果蔬汁或牛奶、肉汤来补充能量。当然，大家不用担心会把胃饿坏，因为，所有因饥饿而导致的疾病是由于人一直盼着有食物来，有了这种想法，就会刺激机体，胃酸就会分泌得非常快，但是，如果一旦笃定没有食物来了，机体就会抑制胃酸的分泌，所以只要把握得当，并不会对胃有很大伤害。

因此，假如大家的身体比较健康，在符合适应证的前提下，我会鼓励大家禁食清肠。但是，一定要注意前提条件。首先就是身体健康，没有大的疾病；其次，禁食的时间一定不能太长，不可以超过两天。这种短期的禁食十分安全，一般没有需要特别注意的地方，但前提是你必须不属于那些不能禁食的人群。

哪些人不能禁食呢？一般情况下，年龄在 18 岁以下、70 岁以上的人，以及对低血糖比较敏感的人都不适合禁食清肠。另外，血糖过低时，一般会有明显的先兆症状，比如出冷汗、心慌、手抖、头晕等，但是，在 70 岁以上的高龄老人和身体虚弱的重病患者身上，一般不会出现这些先兆症状，一旦发生低血糖就会有严重的后果，甚至直接导致死亡。此外，患有严重的心脑血管疾病、精神障碍疾病、晚期肿瘤、严重的慢性感染等疾病的患者，孕妇、产妇以及身体特别虚弱、过度消瘦、营养不良的人群，都不适合禁食清肠。

最后还要提醒大家注意的是，一定不要随意地长时间禁食，尤其是超过 2 天以上的医疗禁食，要在医院进行科学的禁食治疗，让专业的医护人员全程监测血压、血糖以及血电解质基本水平，确保生命安全，免得因小失大。

排便不及时，当心憋出病

—— * ——

俗话说"人有三急"，这是自然的生理现象，便意来的时候，我们就要听从身体的指令去解决这个问题。人体的呼吸、消化、排泄等器官是维持人体健康的重要通道，如果这些通道的排泄物堆积到一定程度，而又不能及时地排出，长期下来，就会阻塞通道，对身体造成很多不良的影响，这一点相信大家都知道，但未必清楚。

宿便不排，毒素诱发疾病

我们的肠道将食物消化之后产生的食物残渣等废物，最终会形成大便，这其中含有大量细菌和毒素，要及时排出，不能长时间留在体内，否则就会形成宿便。我们的肠道一般有 5 ~ 6 米长，每 3.5 厘米就会出现一个弯，同时，肠道内还有很多数不清的小突起。在这一个个弯角处、突起间总共能积存重达 6.5 千克的宿便，它占据了肠道的大部分空间，致使肠道的蠕动缓慢无力，就会导致不能及时地将新产生的食物残渣排出体外，出现吃得多，拉得少，甚至好几天也不排一次便。如果这种情况持续两天以上，体内食物残渣的重量一定不会轻于一只 6 磅的保龄球。另外，宿便对人体的危害，说得多可怕都不为过，宿便中的大量毒素在体内积累时间过长，有害物质被肠道吸收进入血液，流遍全身，想象一下该有多可怕。

而且，假如有了便意却忍着不去解决，大便不能及时排出，水分就会被肠道反复吸收，导致大便干结难排，出现便秘，长期下来，直肠的膨胀会停止唤起排便的要求，让便秘成为一种习惯。虽然对年轻人而言，短时间的便秘对人体影响不大，但长期便秘，或说形成习惯性便秘，对人体的危害则不可小视。

由长期便秘引起的"自体中毒"会使人的肠胃功能紊乱，引起消化不良，影响营养物质的吸收和代谢，还会促使一些疾病的发生或病情的恶化，如引发痔出血、肛裂、肛门感染、直肠脱垂等肛肠病，还可引起结肠黑变病，使肠黏膜变黑。更要命的是，长期便秘导致肠内有害物质，尤其是致癌物质蓄积，久而久之浓度升高，长时间刺激肠黏膜，可诱发癌变，出现大肠癌。

我有位老朋友的儿子，读书的时候，生活节奏没有那么紧张，大便的时间就比较固定，一般早上起来就去解决。毕业之后，工作单位离家比较远，每天早上时间都很紧张，急匆匆的，本来想大便的，但是怕迟到，就想一会儿到了单位再去，谁知到了单位之后就已经没有便意了。于是，时间长了，就形成了便秘，渐渐出现了精神萎靡不振、头晕乏力、食欲减退等症状，痛苦得不行了才来找我，又是吃药又是按摩的，治疗了好久才能正常排便。

这种情况相信很多人都不陌生，上班太忙不能及时上厕所，排便错过了最佳时间，然后忍着忍着就没有便意了。有人可能觉得这是小事，但是，这样总憋着是会憋出病的。

有人会说："没办法啊，我也不想这样，可是偏偏工作太忙走不开，或一时找不到卫生间，我也只能使劲憋着啊。"没错，考虑到现实情况，有时候我们的确很无奈，并不能做到一有便意就马上上厕所。但是大家还是要注意，这样做一回两回还可以，不会对身体有太大伤害，但时间长了就会出问题，所以，只要条件允许，就千万不要忍着便意，更不要养成这样的坏习惯。

所有习惯的养成，到最后都是一个惯性使然。当我们养成了某个习惯之后，不需要刻意去做，潜意识也会支配我们不由自主地那样做。排便也是这样，假如我们能够养成每天固定时间排便的习惯，慢慢地让你的肠道适应，那么接下来，一旦时间到了，肠道自然会开始蠕动，也就能促进我们顺利排便。

还有些人不了解相关的知识，经常把大便当作无关紧要、可早可迟的事，所以也就没有形成定时排便的习惯；还有些人是因工作过忙、情绪紧张、旅行生活等因素，拖延了大便时间，从而使得已经到直肠的粪便返回到结肠；也有的人是因为患有肛裂和痔疮等肛门疾病，因恐惧疼痛、害怕出血、不敢大便而拖长大便间隔时间。这些情况都可能使直肠壁上的神经细胞对粪便进入直肠后产生的压力感受反应迟钝，使粪便在直肠内停留时间延长而不能引起排便感觉，从而形成习惯性便秘。

定时排便，体轻心畅

大家如果不想让自己体内累积太多毒素，就要尽量养成定时排便的习惯。而且，一定要抓住一天中"便意"最浓的时刻：一个是早晨起床后不久，一个是吃饭后。为什么是这两个时刻呢?

　　因为,我们结肠的运动有一定的规律性,在早晨起床后,随着我们由平卧转变为起立而发生直立反射和蠕动,推动粪便下移进入直肠,引起排便反射,所以有时间的人,最好每天早晨去厕所蹲5分钟左右,即便当时并没有便意也不要紧,只要坚持定时自我训练,假以时日,就可以建立起正常的晨起排便习惯。大家如果养成了这个习惯就会发现,当我们早晨把头天的食物残渣全部排泄掉之后,全天都会很轻松。

　　另外一个很好的如厕时间是饭后,因为这时候肠道蠕动也比较快。因此,我们不妨每餐饭后,坐在马桶上几分钟,慢慢坚持下来,就可以控制结肠养成自然的习惯,久而久之,就会形成排便规律。

　　当然,如果大家条件不允许,也不一定要局限在早上和饭后,也可以在中午或晚上,因人而异。由于便意一般只会持续几分钟,一旦错过很难再捕捉到,若早上实在没时间排便,可以调整到较空闲的晚上,比如吃完晚饭后散散步,对腹部进行顺时针按摩,然后无论有无便意,定时去蹲蹲厕所。但是,一般如果3~5分钟还没有大便排出,那就应该放弃,不要长时间待在厕所看书看报玩手机。

　　习惯是慢慢养成的,即使大家现在没有健康的排便习惯,看到这里开始注意也都不晚,对于有习惯性便秘的人,那就更要改变不良的排便习惯,重建正常的排便反射和正常的排便功能,从而让毒素尽可能地不再累积在自己身体里。

改善便秘，从生活细节入手

—— * ——

如果大家还记得之前的知识，就应该知道，肠道想要健康，需要保持清洁，不能便秘，不能累积太多毒素。这已经是一个常识了，所以市场上会有各种各样的清肠产品，有药物清肠的，还有机械清肠的，但最健康也最安全的方法，还是利用膳食纤维清肠。

我们应该还记得，肠道里生活着很多细菌，有益生菌，有中性的菌群，也有有害的细菌。假如不分青红皂白就用药物清肠，会让肠道里的整个菌群环境遭到破坏，尤其是当我们自己擅自用药清肠而不是遵医嘱的话，更容易让肠道菌群失衡，一旦有细菌入侵，就很容易出现肠道疾病。

多吃谷物果蔬，发动膳食纤维来清肠

膳食纤维是怎么帮助我们清肠的呢？这要从什么是膳食纤维说起。简单地说，膳食纤维有通过消化系统，却不起变化的特质。它一般存在于完整的谷物、豆类、玉米、马铃薯及众多的水果蔬菜之中。谷物和果蔬的纤维质是不一样的。比如燕麦、绿豆仁等谷物中的纤维是水溶性纤维质，煮起来会黏糊糊的，这是因为它们富含豆胶、果胶等，能延缓血糖上升，并降低血胆固醇，有益于糖尿病、心脏病患者。果蔬中的纤维就不一样了，它们是不可溶的纤维质，比如竹笋、芹菜、番薯叶、空心菜等，它们有很多渣滓，不能被胃部消化，直接进入肠道，遇水膨胀，像小刷子一样，把肠道内的宿便打扫出来。这些肠道的"清道夫"，只要配合足够水分，就可以刷洗肠壁，刺激肠道蠕动，预防便秘、大肠癌等肠道疾病。所以大家一定要注意，想要靠果蔬清肠通便，除了吃很多富含纤维的水果蔬菜之外，还要多喝水。下面，我们主要来看哪些食物可以有效帮助我们清肠。

芹菜。吃过芹菜的人从口感便知它富含纤维质，帮助肠道排毒的作用自然是不用说，而且芹菜还可以有效地缓解水肿的问题，帮助我们清洗畅通肠胃，提高代谢能力。另外，芹菜在接受肠内消化时可以产生木质素，这是一种很强的抗氧化剂，能有效抑制肠道内产生致癌物，并加快粪便在肠内的运转，让肠道保持健康的运动节奏。芹菜中还含有一种可以分解脂肪的成分，是十分受欢迎的减肥蔬菜，即使是炒来吃热量都不会很高，大家可以放心食用。

红薯。可能有人不太喜欢芹菜的味道，那么可以选择香甜的红薯。红薯中含有大量的粗纤维，松软容易消化，可以促进肠胃蠕动，所以红薯的通便能力很强大，可以促进人体毒素的排出。红薯中的脂肪含量特别少，热量也很低，而且饱腹感特别强，蒸红薯更是香甜可口，适合作为主食来吃。

黑木耳。黑木耳可以帮助肠道减龄。因为它所含有的植物胶质有很强的吸附能力，可以在短时间内吸附残留于肠道内的不健康物质，比如灰尘与杂质，并将其集中起来排出体外，起到清洁血液和洗涤肠道的作用。大家吃黑木耳的时候，建议凉拌，而且一定要清洗干净。

香菇。香菇虽然是蘑菇的一种，但是相比其他种类的蘑菇，它的纤维含量和样式要多很多，香菇也是肠胃的清道夫，再顽固的毒素都可以被它吸附并排出体外，所以大家如果喜欢香菇的味道，不妨多吃一些。

竹笋。竹笋这种植物的热量特别低，并且含有超高的膳食纤维，它的营养成分更是丰富，所以越来越受到人们的喜爱。我们可以将竹笋切成一段一段煮来吃，也可以搭配各种配料制成清香可口的凉菜。不过如果想要缓解便秘或者清肠的话，不建议大家把它榨成蔬菜汁，而是应该全部吃掉，这样才能摄入其中的纤维。

水果中的很多纤维质都是可溶的，所以清肠效果不如蔬菜。不过有些水果其实两种纤维质都有，例如苹果的果肉含果胶，属水溶性纤维质，果皮则含有不可溶纤维质，所以我们吃苹果的时候，建议清洗干净之后，把果皮也一起吃掉。

年轻人受便秘困扰，从饮食习惯中找原因

曾经，便秘问题主要困扰着中老年人，但现在越来越多的年轻人也身受其害。有一个年轻网友就这样问过我："大夫，我的工作节奏很快，午餐通常是叫外卖或到附近的快餐店解决。晚上也没时间自己做饭，经常跟同事在外面吃，或者跟客户应酬。吃的食物大多是主食和肉类，水果、青菜很少。便秘现象已经困扰我很久了，我猜这跟我的饮食习惯有关系，是不是这样呢？"

的确，快餐提供的热量有 40% 都来自脂肪，这是很可怕的，因为在

正常饮食情况下，我们每天获取的热量有 20% 来自脂肪就会对身体有害。还有一个原因就是，快餐的盐分含量太高，几乎没有膳食纤维，对消化不利，也就容易造成便秘。而且吃快餐的饱腹感来得比较缓慢，所以就会多吃，这很容易诱发肥胖和便秘。其实大家都很清楚快餐的营养价值不高，而且对健康不利，然而不管是中式快餐还是西式快餐，由于非常方便，所以风靡势头有增无减。但是，从健康生活的角度来看，大家真的要尽量少吃快餐，否则会像前面提到的网友一样被便秘问题久久困扰。

临床上有的患者会在治疗其他肠胃疾病的时候，顺便提起自己的便秘问题。比如我有一位胃病患者，并没有把便秘当成病，只是在跟我聊天的过程中，提起自己的便秘。由于工作繁忙，应酬也多，将近大半年了，他经常时不时地有腹胀、便秘的现象，难受起来真是坐立不安。肠清茶、肠润茶等各种泻药和减肥药，差不多都试过了。然而总是用了药就腹泻几次，接着又继续便秘，如此反复。为此他非常苦恼，可是也始终没来看医生，要不是胃不舒服了，也不会来医院。

我告诉他："治疗便秘，药物是最后不得已的选择。市面上的很多肠清茶，大都含有番泻叶、大黄或果导之类的泻剂成分，并没有经过严格的临床实验验证，服用这类药会陷入便秘—服药—腹泻—停药—再便秘的恶性循环，你现在就是这样。长期使用这些强效的泻剂，还会损伤肠道功能，使排便更加困难。"

我们见到的绝大多数便秘都是功能性便秘。而要解决功能性便秘问题，我们还是得通过生活、饮食、运动以及排便训练来解决，什么时候形成了良好的生活习惯，什么时候就能真正解决便秘。

没有什么比"错"更能教会我们什么是"对"，在讲好习惯之前，我们先来看看哪些不好的生活习惯容易导致或加重便秘：

饮食不当。便秘和饮食不当密不可分。吃得太"热"或者喜欢辛辣、油炸食物以及快餐，以及爱吃肉不爱吃蔬菜等习惯，都容易引起便秘。

喝水太少。如果人体的液体摄入量不足，很可能就会导致便秘。

运动过少。缺乏运动性刺激来推动肠道的蠕动，容易出现便秘。

经常拿着书籍、报纸、手机如厕。不认真排便会加大便秘的几率。

经常穿着束腰腰带或者塑身衣。这样固然更显身材，可是长期穿着会影响胃肠功能。

长期服用治疗便秘的药物。很多人一便秘就吃药，长此以往，不但不能消除便秘，反而会增加对药物的依赖性。所以一旦出现便秘的情况，药物要作为最后的选择。

了解完引起便秘的坏习惯，那么现在我们可以据此给出针对性的解决方案了：

避免吃东西过少或者食物过于精细，缺乏纤维会减少对结肠运动的刺激；

每天至少喝 1500 毫升的水；

至少保证每周进行 2 ～ 3 次中等强度的锻炼，尤其是久坐少动和精神高度集中的脑力劳动者，更要合理安排生活和工作，做到劳逸结合，适当运动；

避免排便受到干扰，排便的同时不要做其他的事，排便只需几分钟，别担心浪费时间；

养成定时排便的习惯，每日定时排便，形成条件反射，建立良好的排便规律；

不要滥用泻药，否则会使肠道的敏感性减弱，排便困难，更容易便秘。

此外，使用蹲式马桶或者以蹲式培养便意，以及热水坐浴等方法都有助于培养便意，改善便秘，大家可以尝试一下。

最后，关于便秘这件事，不要给自己太大的压力。既然已经便秘了，反正越逼着自己，排便越困难，心情也会变得糟糕，还不如以放松的心情看待它，避免焦虑，反倒更有利于大便通畅。

腹泻看似事小，切勿乱"自医"

———— * ————

腹泻是很多人都会遇到的肠道问题，不管是轻微的腹泻还是严重的痢疾，我们都有可能遭遇到。尤其是在肠道传染病高发的夏天，像肠胃炎、痢疾等疾病就会大量出现，腹泻、腹痛、恶心、呕吐、发热等症状搞得患者痛苦万分。那么这时候，我们该怎么办呢？

关于腹泻了该吃什么，很多人存在着一个误区，那就是一旦出现腹泻，就不敢吃喝了，觉得这样做就不会再拉了，其实这种做法是错误的。适当吃一些易消化食物可让更多的毒素被排出来，病反而好得快。

每年夏天，我都会接诊不少腹泻的患者。其中有一个姑娘的案例比较典型，她是办公室文员，每天上班八九个小时都待在空调房里。晚上回家仍然是空调当道，雪糕冰淇淋吃起来肆无忌惮。结果有一天睡到半夜，她突然开始腹泻，一个晚上跑了四五次厕所，早上起来只喝了一碗粥，仍然腹泻。她查了资料之后自己诊断，可能是空调吹多了，免疫力下降，加上夜里可能睡觉时没盖好被子冻着了，又吃了这么多冷饮，所以引起腹痛腹泻。怎么办呢？她不想看医生也不想吃药，就决定采用"饥饿疗法"，就当顺便减肥了。结果饿了两天，头晕眼花撑不住了，这才赶紧来医院。

只要腹泻，不管出于什么原因，都表明我们的肠道已经不太健康了，如果比较严重就应该及时就医，在医生的指导下，查明腹泻病因，然后有效地对症治疗。比如，细菌引起的腹泻，应选用足量、有效的抗生素治疗；如果是胃酸缺乏，应补充胃酸等。由于腹泻严重时还可能引起脱水及水、电解质和酸碱平衡紊乱，这时候就应该及时补液纠正。这些较为专业的处理方式，不是我们在家吃点止泻药或饿几顿就可以代替的。

可是很多人并不知道这些。在腹泻的时候，他们只关心病症，不关心病根。一心只想让自己不用总往厕所跑，于是他们喜欢采取饥饿疗法，认为这种方法可以加快痊愈，其实这是很不可取的。因为人在腹泻时会丢失大量水分和无机盐，大量脱水及低血容量性休克，是腹泻最常见的严重并发症。

这时候，我们的身体本身就缺水、缺无机盐了，再加上不适当的禁食，会导致人体能量不足，需要分解肝糖原、脂肪、蛋白质来维持血糖浓度。当血糖低于每升3毫摩尔时，我们就会出现出汗、心悸、全身疲乏无力、头昏、面色苍白、晕厥等一系列低血糖反应，有的甚至还会诱发心脑血管意外而危及生命。严重腹泻可引起严重的电解质紊乱如低钠、低钾，同样会危及生命，因而，腹泻不能置之不理，要及时补充水、糖、盐，这是预防脱水等并发症的关键。大家千万要记得这一点，不要让小小的腹泻引发大麻烦。

所以，不管你腹泻多严重，我一般都不主张禁食，可以吃一些流质的食物，要尽量清淡、易消化，但不要让胃肠一直空着。

关于腹泻时的饮食问题，我遇到的患者可以分为两个极端，一种是不吃东西来清肠，另一种就是多吃大蒜等辛辣食物来杀菌。大蒜本身是一种良药，可以杀虫灭菌，解毒消痈，因此是廉价的抗菌素，生吃大蒜对预防细菌性痢疾、肠炎等肠道疾病有较好的效果，所以大蒜有"胃肠消毒剂"之称。但腹泻时吃大蒜到底好不好？

既然我说这是一种极端，相信大家应该能够判断出来，我是不提倡这种做法的。因为不少患者在夏天腹泻时食用大蒜，本来想杀菌止泻，谁知道腹泻反而更为剧烈。大蒜不是"胃肠消毒剂"吗？为什么会这样呢？

这是因为，腹泻的时候，我们肠道里面的菌群是失衡的，在有害细菌的作用下，肠壁血管会扩张、充血、肿胀，通透性增加，大量蛋白质和钾、钠、钙、氯等电解质以及液体渗入肠腔，大量液体刺激肠道使得肠蠕动加快、增强，因而才会出现阵阵腹痛、频频腹泻等症状。如果这时候再吃生大蒜，虽然有抗菌的作用，但具有辛辣味的大蒜素也会刺激肠道，使肠黏膜充血、水肿加重，致使更多的组织液涌入肠内，腹泻也就更加剧烈了。所以，生吃大蒜预防肠炎、腹泻是有道理的，但是如果我们正在腹泻，这时候吃大蒜就晚了，只会雪上加霜，所以还是不要吃了。

除了大蒜之外，葱、姜、辣椒等辛辣食物都会产生同样的后果，所以，腹泻的时候，这些食物也应该少吃。

大蒜这种"胃肠消毒剂"在腹泻的时候不能吃，我们吃点"胃肠清道夫"，也就是蔬菜，来帮助肠道清理垃圾行不行？答案也是否定的，最好不要这样。很多人都知道腹泻的时候要少吃油腻的食物，而清淡的蔬菜对肠道似乎是有好处的，所以就会想方设法多吃一些新鲜蔬菜，以为这样对病情有利。可是，这样做跟吃大蒜一样，不仅对疾病不利，而且还有害。

为什么呢？许多新鲜蔬菜，比如小白菜、韭菜、菠菜、卷心菜等，都含有亚硝酸盐或硝酸盐，一般情况下这些蔬菜对身体没有不良影响。但当人处于腹泻或胃酸过低时，肠内硝酸盐还原菌会大量繁殖，这时候吃了这些蔬菜，即使蔬菜非常新鲜，也可能会导致中毒而引起肠原性紫绀。而亚硝酸盐能引起血液中无携氧能力的高铁血红蛋白剧增，从而造成机体出现缺氧，并表现为相应的各种症状。所以，吃蔬菜后非但腹泻的症状不会得到缓解，还有可能出现新的更严重的症状。

所以，当我们腹泻的时候，由于胃肠消化功能不好，平时那些对它们有益的大蒜和蔬菜等食物，都不可以随意食用了。大家最好吃一些清淡的流质饮食，比如蛋白水、果汁、米汤、薄面汤等，以咸为主。急性腹泻的早期不要喝牛奶等容易产气的流质饮食，等到排便次数减少、症状缓解后再改为低脂流质饮食，或低脂少渣、细软易消化的半流质饮食，比如大米粥、藕粉、烂面条、面片等。腹泻基本停止后，可以吃一些低脂少渣的半流质饮食或软食，比如面条、粥、馒头、烂米饭、瘦肉泥等，不过这时候胃肠功能依然比较虚弱，所以还是要适当限制含粗纤维多的蔬菜水果等，慢慢再恢复正常饮食。

调理老胃病，暖胃是关键

—— * ——

如果大家有胃病，肯定都知道这样一个常识，胃喜温怕冷。所以，想要缓解老胃病的病情，我们一定要做好胃的"保暖"工作。这个"暖"，不只是增加衣物来保暖，是要自内而外全方位进行的。

• 饮食暖胃

温暖的食物是暖胃的最直接方式，这个"温暖"不仅仅是指食物的温度，还包括食材本身的性质。比如，寒冷时节，我们可以适当多吃一些鲢鱼、带鱼、狗肉、羊肉、虾米、核桃、板栗、山药、辣椒、生姜等性温热的食物，它们驱寒效果很好，可以有效对抗寒凉可能引起的腹胀、腹痛、腹泻、呕吐等病症。

除此之外，寒冷季节还可以多喝一些经过焙火的茶或温性的、较少刺激性的茶，例如黑茶、焙火的乌龙茶、红茶、陈放多年的老茶和老白茶等。陈放多年的老茶有暖胃、生津止渴的作用，但要注意选择保存得当、无异味、未变质的陈年老茶。不管是茶还是咖啡、奶茶，虽然它们都能让你感到温暖，但是饮用过多也有可能伤胃，所以一定要注意饮用时间和分量。

• 衣物暖胃

每当寒流来袭的时候，都是胃病的多发期。因为人体受到冷空气的刺激以后，交感神经兴奋，甲状腺素、肾上腺皮质激素和肾上腺素等分泌增多，体内新陈代谢旺盛，产热增加，以帮助人体御寒。但这些增多的激素对溃疡等胃病患者大为不利，因为过多的酸性胃液会刺激胃黏膜的溃疡创面，肾上腺素分泌增多又可使胃黏膜的血管收缩、胃的功能减弱，甲状腺素的分泌增多会使人体摄食量增加、加重胃的负担。这一系列不利的变化，就构成了胃病发生或复发的重要隐患。所以，我们一定要注意跟随气温的变化适时增加衣服，夜间睡觉时要盖好被子，以防止腹部着凉、胃病复发。

另外，大家别以为只有冬天需要防止胃部着凉，夏天更要小心，注意局部保暖。假如我们整天开空调，那么温度应控制在27℃左右，以室内比室外低3℃～5℃为佳。夜间睡熟以后，腹部要盖上薄被或毯子，别让腹部裸露在外面，而且要避免空调出风口直接对着身体吹。否则，即便是大夏天，胃也一样会着凉。

• 运动暖胃

除了前两者之外，我们还可以通过运动来暖胃，尤其是那些平时不喜欢运动、总是手脚冰凉的女性患者，更要注意这一点。适当的体育锻炼能增强人体的胃肠功能，使胃肠蠕动加强、消化液分泌增加，促进食物的消化和营养成分的吸收，并能改善胃肠道本身的血液循环，促进其新陈代谢，提高其对气候变化的适应能力，也就能减少发病的机会，推迟消化系统的老化。

　　总之，大家一定要重视运动的重要性。但假如是身体比较虚弱的老人，冬天不适合进行室外锻炼，那么可以尝试每天"饭后三鞠躬"，具体做法是：每天饭后弯几次腰，要达到90度，配合散步10～30分钟，暖和时可以到户外，天冷时可在房内。这个动作可以让食物进入胃窦，再配合轻松的运动，就能很好地促进食物消化，对于老胃病的辅助治疗效果比较好。

　　吃进温和的食物，穿得暖和，再加上运动让身体活跃起来，产生热量，当胃感受到我们所给予的这些温暖后，自然也会高兴，也就能够更好地做好它自己的工作，为我们的健康贡献力量。

控制胃溃疡，重在改善生活方式

—— * ——

胃溃疡和十二指肠溃疡的不同之处在于，它有癌变的可能。胃溃疡发生癌变的原因主要是溃疡边缘的胃黏膜在溃疡活动时发生糜烂，不断受到损伤、破坏，黏膜就要不断对其增生修复，再生的幼嫩细胞容易受到诱变因素或致癌因素的作用而发生分化障碍，形成不典型增生，经反复破坏和再生的刺激就可能发生癌变。所以，对胃溃疡我们一定不能掉以轻心，在日常生活中要注意调养保健。

看过前面的知识，我们大家可能已经知道了，胃溃疡的诱因，很大程度上是生活方式不好，比如，饮食不规律。很多人忙起来三餐不固定是常有的事，而且有时候应酬也多，烟酒不断，或者常吃夜宵，而且食物还没有消化就开始睡觉，很容易增加胃部负担。而这些工作繁忙的人，也往往没有预留时间来进行某一项运动，基本上能走绝不跑、能躺绝不坐，有电梯绝不爬楼梯。由于缺乏必要的锻炼，导致身体的免疫力下降，很容易感染细菌，特别是幽门螺杆菌，从而造成胃溃疡等各种胃部疾病。

工作繁忙的人往往需要长期熬夜加班，不停地消耗精力，也就是说他们的大脑长期处于超负荷运转的状态，压力非常大。这些压力无法释放，很容易影响胃肠功能的正常运转，产生胃肠功能紊乱的情况，引发胃酸过多分泌，侵蚀胃黏膜，诱发胃溃疡等疾病。

假如我们已经有了胃溃疡，那么对于以上几点就更应该多加重视。其实，胃溃疡这种疾病假如没有出现胃穿孔、胃出血等严重并发症，或者没有出现癌变，并不可怕。

因此，我们对于疾病本身不要恐惧，而是要努力做到控制病情，不让它朝糟糕的方向发展。胃溃疡恶变，也与不良的生活方式密切相关，所以若已经得了胃溃疡，我们在日常生活中更要做到保证足够的休息，不可以过度劳累，日常工作要劳逸结合，同时做好饮食调理。

由于胃溃疡患者的胃黏膜上有溃疡面，很脆弱，所以在饮食上要有很多禁忌。总的原则应该是饮食温软、素淡，不要吃过冷、过烫、过硬、过辣、过黏的食物。每天进食要定时定量，不能饥一顿饱一顿，更不应该暴饮暴食，也不能让胃里一直空着，要让胃里经常有食物和胃酸进行中和，从而防止胃酸侵蚀胃黏膜和溃疡面而加重病情。

现在，我们就来看看胃溃疡患者具体有哪些饮食忌讳。

第一，要限制多渣食物。对于健康的肠胃来说，多渣食物是比较好的，它有助于清肠排毒，但是对于胃溃疡患者来说，这些食物对胃黏膜的伤害很大。所以我们应该避免吃油煎、油炸食物以及含粗纤维较多的芹菜、韭菜、豆芽、圆白菜、白萝卜、火腿、腊肉、鱼干以及各种粗粮。这些食物不仅粗糙不易消化，而且还会引起胃液大量分泌，加重胃的负担。但是如果是经过加工制成菜泥等易消化的食物，就可以吃了。

第二，不能吃刺激性大的食物。我们要避免食用那些能够强烈促进胃液分泌的调料和食物，比如酒类、桂皮、大料、咖喱等，以及柠檬汽水、咖啡、浓茶和肉汤、鸡汤、蘑菇等原汤，还有腌、熏、腊制的鱼、肉、火腿及煎炸食物。油炸、烧烤、煎制、腊制食品含大量强致癌物质苯并芘，常吃这些食物，胃癌的发生危险会增加 2 倍。做饭时，盐、醋等调味料也要少用，要以清淡为主。因为高盐膳食会使胃内食盐浓度升高，直接损坏胃黏膜，增加其对致癌物的易感性，并使胃排空减慢，延长致癌物与胃黏膜的接触时间，从而增加罹患胃癌的危险。

第三，少吃糯米食品。糯米经过煮熟之后，无论是糯米饭，还是糯米制作的其他食品，它们的黏性都较大，吃了之后较难消化，滞留在胃内的时间长，从而刺激胃壁细胞及胃幽门部的细胞，会使胃酸分泌增加，加重胃溃疡病情。

第四，尽量不要喝茶。茶作用于胃黏膜之后，可以促使胃酸分泌增多，胃酸分泌过多，便会抵消掉抗酸药物的疗效，不利于溃疡面的愈合。

第五，尽量不要吃含嘌呤比较多的食物。比如黄豆、蚕豆、豆腐丝、豆腐干、熏干等，因为嘌呤有促胃液分泌的作用，并且粗糙的植物纤维对胃黏膜有机械性刺激作用，这也是不利于病情的。

第六，喝牛奶要谨慎。牛奶能稀释胃酸的浓度，但片刻之后，牛奶又会成为胃黏膜的刺激因素，从而产生更多的胃酸，使病情进一步恶化。

除了以上这些禁忌之外，大家还要记得，胃溃疡患者要忌食生冷、过硬、过热的食物。这些食物不仅不易消化，而且都会促使胃酸过度分泌，直接损伤溃疡面。另外，太热的食物还会使血管扩张，容易引起胃出血，所以是要严格避免的。

那么，胃溃疡患者适宜吃哪些食物呢？我们可以多吃一些容易消化、热量充足、富含蛋白质和维生素的食物。如稀饭、细面条、牛奶、软米饭、豆浆、鸡蛋、瘦肉、鱼虾、豆腐和粗纤维含量不高的豆制品，同时还要多吃一些富含维生素 A、C 和 B 族维生素的食物，如新鲜蔬菜和水果等。这些食物可以增强机体抵抗力，有助于修复受损的组织和促进溃疡面愈合。

这里我给大家推荐几种对胃溃疡尤为有益的食物：首先是鸡蛋。蛋黄含有大量卵磷脂和脑磷脂，对胃黏膜有很强的保护作用；然后是蜂蜜。蜂蜜含有葡萄糖、果糖、有机酸、酵母、多种维生素和微量元素等营养成分，也能对胃黏膜的溃疡面起到保护作用；接下来是莲藕。莲藕富含淀粉，可以促进胃肠蠕动，加速胃溃疡的愈合，还有解酒的功能，常有应酬的胃溃疡患者不妨多吃一些。

当然，除了选对食物之外，我们更要注意吃饭的方式，吃东西要细嚼慢咽，让食物充分磨碎并与唾液充分混合，这样有助于消化，减轻胃的负担。还要定时进餐，每餐进食量要有一个基本定量，因为吃得太饱会使胃负担过重，而吃得过少呢，食物不能充分中和胃酸，有可能引起胃壁自身消化或溃疡面因受胃酸刺激而引起疼痛。只有养成良好的饮食习惯，才不会加重病情，才能帮助溃疡面早日愈合。

另外，烟酒要注意戒除，大口抽烟、大杯饮酒是胃溃疡恶变的主要危险因素。大量的酒精刺激容易引起溃疡边缘的胃黏膜重度增生，而香烟中的多种有害物质则起着"催化剂"的作用，吸烟者患胃癌风险会比常人增加 1.58 倍。

药物上要遵循医嘱，合理使用，同时要注意预防幽门螺杆菌，这种病菌会诱发或加重胃溃疡的病情，一定要重视。而且，治疗胃溃疡这种慢性疾病，耐心是非常重要的，一定要保持平和心态并坚持治疗。

最后，我们要注意避免紧张的情绪，这会给整个身体，包括肠胃带来很大影响，不利于病情的恢复。但不紧张并不代表放松对疾病的警惕，我们还是要定期复查，这样才能随时掌握病情，即便发生癌变，也能获得早期治疗的主动权。

用药要谨慎，防止伤肠胃

—— * ——

很多胃病患者可能都有吃完药胃疼的经历，为什么呢？大家要知道，凡是经口服的药物，必然和胃接触，虽然绝大多数口服药物对胃黏膜没有刺激、没有影响，但少数药物则有可能刺激、损伤胃黏膜，使黏膜充血、水肿、出血、溃疡，甚至溃疡穿孔引起腹膜炎，危及生命。所以，假如我们有肠胃病的话，在服用一些常用药物时，一定要严格注意胃肠道副作用，现在我就给大家盘点一下：

• 解热镇痛类药

比如阿司匹林、布洛芬、对乙酰氨基酚、双氯芬酸、吲哚美辛、保泰松、吡罗昔康、萘普生等，这些常用的解热镇痛药，如果口服较大量（一日3克以上）可能会刺激胃壁，破坏胃黏膜屏障而引起胃出血，如果原本患有胃及十二指肠溃疡，可能使病情加重，甚至发生胃肠穿孔。另外，因为它们能使凝血酶原减少，还可能导致全身出血倾向。

肠胃病患者服用这类药物时，一定要格外注意。比如，我们常用的阿司匹林，胃及十二指肠溃疡患者应该慎用或不用，如果必须用，要和抗酸药同服，而且最好服用阿司匹林肠溶片，而且，饮酒后禁服阿司匹林，禁与糖皮质激素同服。我们还可以跟维生素 K 一起服用，防止出血。再比如，保泰松对炎性疼痛比如关节炎的效果较好，但对胃肠道刺激性较大，应对方法是小剂量饭后服用，此外，还应严密观察反应，如胃肠反应过大要立即停药。

● 抗生素类药物

抗生素类药物主要是会对胃肠黏膜造成损伤，各种抗菌药物口服都可能会引起不同程度的胃肠道症状，比如恶心、呕吐、上腹饱胀及食欲减退等。抗生素还会破坏肠道菌群的自然平衡，引起腹泻，使生理性细菌数量明显减少，导致继发性腹泻。长期服用广谱抗生素如林可霉素，还可能引起伪膜性肠炎，临床症状主要表现为腹痛、腹泻，大便黏液状、无脓血，严重时可发生肠穿孔，如治疗不及时，就会导致并发症，而这种症状下的死亡率高达 15% ～ 24%，特别是婴儿、老人、体质虚弱者尤其需要注意。

四环素类抗生素药物比如四环素、土霉素等，服用后除了可能有恶心、呕吐的反应外，还可能发生食管溃疡，并可能引起菌群失调性肠炎。因此，在服用这些药物时，我们应该密切观察服药反应，一旦出现毒副作用要立即停药。

● 糖皮质激素类药物

糖皮质激素可以改变胃黏膜的量与成分，从而减弱胃黏膜的自身保护作用，使得胃黏膜容易受到胃酸的侵蚀。同时，糖皮质激素还能抑制胃黏膜细胞的更新，可导致消化道发生急性溃疡，使潜在性的慢性溃疡明显恶化。如果长期应用糖皮质激素，就会加重原有的胃溃疡或十二指肠溃疡，严重时有可能引起出血或穿孔。正在应用大剂量糖皮质激素的患者，应当注意，如果突然出现腹部不适，应该考虑到胃肠穿孔的可能，要及时就医。苯乙双胍是治疗糖尿病的常用药物，胃肠道反应有恶心、呕吐，以及口中有金属异味，大剂量服用时可发生腹泻，所以服用时也要密切观察反应，严重者可停用或改用其他药。

● **其他药物**

另外，一些抗高血压药、抗酸药、中药等常用药物，也可能引起胃肠道副作用。在应用过程中，如果出现胃肠道症状，应该带着日常使用的药物及时就医，以便于医生查找原因。

比如，利血平有降压及安定作用，但溃疡病患者用药后可能引起胃出血，所以胃溃疡患者不能用；氢氧化铝凝胶液是能抗酸的治疗消化性溃疡的药，长期服用可发生便秘，甚至发生药源性肠梗阻，所以不宜长期服用，特别是老年人，为了防止便秘，可与三硅酸镁或氧化镁同时服用；洋地黄类是治疗慢性心功能不全的药物，服用过量可有消化道症状，胃病患者使用时不要过量，要在医生监视指导下服用。

总而言之，对于这类较为常见的会引起胃肠道反应的药物，我们在服用时要遵循"小剂量、短期和饭后服用"的原则，并且要注意观察不良反应。而且，如果这类药物的剂型中有肠溶片，就尽量选择肠溶片，以避免对胃造成太大伤害。

胃肠道检查，必要时果断做

——— ✻ ———

我见过的年龄最小的胃癌患者，只有 15 岁，而肠癌患者，最小的年仅 10 岁。不仅他们的家人觉得不可思议，我也既惊讶又痛惜。对于这种恶性消化道肿瘤年轻化的趋势，除了要从生活习惯、饮食习惯、精神状态等多方面加以预防之外，我们还要把体检提上日程，把胃肠道检查加入常规体检项目中。

要知道，由于早期胃癌和肠癌 80% 以上都没有明显症状，即便胃肠部有某些不适，也往往不能引起人们的足够重视。就拿我遇到的那个 15 岁的胃癌患者来说吧，其实他上腹部感觉明显不适已经长达半年了，但是家长觉得胃病是小事，再加上学习紧张，没有去医院检查，只给他吃了一些胃药缓解症状，结果延误了病情。等他觉得非常难受，自己提出来要去医院的时候，通过做胃镜我们发现，他的胃体大弯，胃角、胃窦的黏膜粗糙，而且有广泛结节样隆起、表面糜烂、胃体蠕动缓慢，已经是小细胞性恶性肿瘤了，真的是非常让人痛心。

因此，我建议大家如果已经超过 40 岁，就一定尽早去做一个胃肠道常规体检。即便没有超过 40 岁，也尽可能去检查一下。很多人一提起胃肠道检查，就会想起胃镜，就一副如临大敌的恐怖表情。其实现在的胃镜检查和以前相比已经没那么痛苦了，而且健康人需要做的胃肠道常规检查并不包括胃镜和肠镜，主要是下面三个项目：

- **碳 –14 呼吸检测**

这是现在最流行的检查胃部的方法，检测方法很简单，你只需要在空腹情况下，口服一粒尿素（14C）胶囊，等待二十多分钟后，向一个小袋子里吹气 1～3 分钟，直到提示变色就完成此项检查了。它可以准确地检查出胃部是否有幽门螺杆菌感染，由于幽门螺杆菌的感染可以导致胃炎、胃溃疡、胃癌，所以这项检查可以帮我们判断胃部是否有炎症或溃疡，避免了做胃镜的痛苦。

- **腹部 B 超检查**

这也是一种检查胃炎的方法，可以很好地发现你胃部的情况，以及周围脏腑有无变化。你只需要配合医生检查就可以了，所有事情都会有专业的医生为你完成，同样非常简单。大家只需要做到，检查前一天的晚餐以清淡少渣的食物为主，检查当日的早晨，应该禁食早餐，也不要喝水，以减轻胃肠内容物对超声波声束的干扰。

- **便常规**

这个项目主要是检查整个消化系统是否正常运转，能对肠道里是否有炎症或感染做出正确的判断。其中包括粪便潜血检查（正常是阴性，如果检查结果呈阳性，可以考虑胃肠道恶性肿瘤、溃疡、肝硬化等所引起的消化道出血疾病）、便细胞（正常是看不见红细胞的，白细胞是偶见。红细胞出现和增多考虑痢疾、肠炎、结肠癌、痔疮出血，白细胞增多考虑肠炎、细菌性痢疾）等项目。你要做的是用竹签或木片取约蚕豆大一块新鲜粪便，装入专门留取标本的纸盒内，写上姓名，并立即送检。

当我们完成这三项常规检查之后，如果发现胃肠道有问题，比如检查出了幽门螺杆菌，或者我们本身就是胃肠疾病患者，想要进一步确认胃部是否有溃疡等病变，就可以进一步做胃镜或肠镜。它们毕竟能够最直观、最准确地反映出胃肠病理变化，它们也是发现肿瘤及癌前病变最简便、最安全、最有效的方法。

但是，胃镜检查和肠镜检查毕竟是一种侵入性检查方式，有一定的不适和并发症，因此，有不少人畏惧这种检查，致使一些病变甚至肿瘤不能早期确诊，而延误最佳治疗时机。大家需要克服这种心理，或者选择无痛胃镜、无痛肠镜等方式，尽可能地不要因小失大。

心理压力过大，肠胃功能就紊乱

——— * ———

由于肠神经系统堪称我们人体的"第二大脑"，所以肠胃的健康跟精神因素有很大关系。过度的精神刺激，比如长期紧张、恐惧、悲伤、忧郁等，都会引起大脑皮层的功能失调，促进迷走神经功能紊乱，导致胃壁血管痉挛性收缩，进而诱发胃炎、胃溃疡。

前一阵有位患者来医院跟我告别，说自己准备逃离北京回老家了。他是来了北京之后才患上胃病的，我帮他调理了一段时间，但病情总是反复。据他说，自己在老家上班的时候，丝毫感受不到什么是压力，工作节奏比较慢，轻轻松松就是一天。来到北京，费尽周折才找到工作，但人一进写字楼就有种喘不过气的感觉。繁重的工作、同事间的竞争与摩擦，使原本开朗的他对笑也变得陌生了。在办公室里面对电脑屏幕和上司的脸色，还有冷不丁的误解和暗伤，以及满大街行色匆匆的路人和排成长龙的车队，都让他觉得不堪重负，并且患上了胃病。

我对他的心理承受能力不予置评，这里只想谈谈压力。其实压力本身并不可怕，我们通常所遇到的心理压力，是一种对于向更高层次进行努力的要求，没有人能够避免压力，即便是在我们看来最没有烦恼的人也一样。因为在日常生活中，我们常常会遇到一些或大或小的变动或变故，这些变动、变故可能会导致我们出现不同程度的情绪变化，比如喜、怒、忧、思、悲、恐、惊，从而在我们心中留下烙印，造成程度不同的心理压力。

心理压力在我们能承受的范围内，可以成为前进的动力，如果没有压力，可能还会让人意志消沉、昏昏欲睡、机体懈怠且思维变慢。但是如果在一定时间内，心理压力超过了一定量，超过了我们能承受的范围，就应该引起注意，进行合理、主动的自我调节，否则就会带来各种疾病，包括胃肠疾病。

因此，即使我们没有胃病，各种压力和负面情绪也容易诱发疾病，假如我们已经得了胃肠疾病，这些因素更能加重病情。然而我们面对的现实情形是背上驮着一堆压力，工作压力、人际压力、情感压力等，生活越来越忙碌，再加上睡不好，肠胃毛病纷纷来袭，身心状况都亮起了红灯，反过来，又影响了情绪和人际关系，就这样恶性循环下去。所以，为了胃肠疾病的调养以及整个身心的健康，我们有必要评估一下自己的压力程度。

下面这些问题来自一个简易的心理压力自测评估，你可以根据自己在过去 12 个月内的经历和感觉来回答这些问题：

你是否在嘈杂的环境中工作或者生活？

你是否有时候很难集中注意力？

你是否经常有失眠的困扰？

你是否对工作不满意或觉得责任太重？

你是否常为计划进展不顺利而恼火？

你是否和某些人包括亲人经常争吵？

你是否常对家人或者小孩没有耐心？

你是否常无法安静下来，并且容易感到紧张？

你是否常有头疼或者胃病？

你是否经常忘记了东西放在哪里？

你是否有家人健康状况不良？

你是否常考虑到家庭的经济状况？

你是否觉得做什么事情都提不起兴趣？

你是否有暴饮暴食或过度抽烟的倾向？

你是否常觉得没有可以倾诉的人？

在这15个问题中，如果你只有2～3道题回答"是"，表明你所受到的心理压力程度并不高；如果你有4～8道回答"是"，则表明你的心理压力较大，这时候，了解引起自己心理压力的根源是十分重要的；如果这些题目有8道以上你都回答了"是"，表明你目前正承受着较大的生活压力，这时，你就要冷静下来好好想想如何减压了。

放慢生活，给肠胃减减压

——— * ———

在如今这个社会，尤其是北上广这样的一线城市中，几乎没有一个人可以轻松地说，我没有压力。事实也是如此，日益激烈的竞争，让我们的压力无处不在，于是抑郁、亚健康、神经紧张、失眠等症状也越来越多地走进了人们的生活。我们被头痛、消化不良、精神不佳、失眠等痛苦折磨着，这一切的一切都在提醒你，该给自己的心灵减减负了。

现在越来越多的年轻人患上胃病，为什么呢？除了糟糕的生活方式之外，心理原因也是很重要的一个因素。尚处于奋斗时期的他们，往往处于一种焦虑状态，过高的焦虑指数不但不利于成长，反而会妨碍他们的工作和健康状况。对于他们而言，压力有两种，一种是工作压力，一种是心理压力，而往往是工作压力的加重直接导致了心理压力的升级，两者形成恶性循环，从而给身体带来诸多伤害。

当我叮嘱一位还不到三十岁的胃溃疡患者，要注意生活方式和减轻心理压力时，他是这样跟我诉苦的："大夫您不知道，我现在这份工作待遇是还不错，可是它也要求你必须拿出相应的业绩。我刚一上班的时候，上司就分配给我一个较大的项目，这个项目对我而言是至关重要的：做得好就可以转正并且待遇升级，否则就卷铺盖走人。接下这个项目以后，我没日没夜地查资料、读程序，连续好几周没有周末，晚上即使睡觉也总是睡不踏实，几乎到了废寝忘食的地步。最后工作到了尾声，健康也亮起了红灯。我这胃病的病根，恐怕就是那时候留下的。转正了以后，也是这样紧张的状态，每天都感觉背后有一双双眼睛虎视眈眈地盯着你，这么好的待遇，随时有人想要取代你的位置，您说我压力能不大吗？"

他的心情我是不能感同身受，可是这并不代表我就不知道压力是什么，其实，给每一个患者看病的时候，我都有压力。往大了说，一个人的健康快乐以及家人的幸福都掌握在你手里，压力能不大吗？可是压力归压力，我们得学着给自己减压，总不能生活抛给我们什么，我们就默不作声地承受，不是吗？

面对压力，我们首先不要惧怕它，要学会把它看轻、看淡。压力无非是一种心理反应，你越是惧怕它，它越是强大。另外，减轻心中的压力，关键就是要把自己的心态调节平衡。在工作中遇到工作量大、难度高等困难的时候，要保持乐观、积极的心态，不能悲观、消极，这样不但不利于工作的进行，反而会由于心理疲惫而延缓工作进程。尝试给自己减压，我们可以从以下几个方向着手：

首先，寻找自己的人生爱好。通过那些令自己愉快的爱好，让自己放松下来，精神饱满，对生活、工作重拾信心。

其次，学会合作和授权。每一个人的能力都是有限的，如果事必躬亲，那么不但压力巨大而且效率、成果也不见得好，所以当遇到巨大的工作量或者生活问题时，首先冷静下来分析分析，是不是可以借助他人的力量完成，如果一股劲儿傻傻地往前冲，是不明智的。

再次，学会休息。工作一段时间以后，就应该停下放松一会儿，出去走几分钟或者闭目养神、听听音乐，不但有利于体力的恢复，而且还可以提高工作效率。

最后，积极地参加体育锻炼。身体才是革命的本钱，一个健康的身体是快乐人生的前提。如果你已感到压力过大，你或许可以考虑打一场篮球，考虑登一次高山，考虑来一次远足，这些都是既放松身心，又利于身体的选择。

大家不要误以为减压是放弃对工作、生活的认真程度，事实上它是积极主动地改变自己的心态，从而乐观地面对工作、生活的一种方式。想要让自己拥有更健康的身心，更加健壮的肠胃，强烈建议大家一定要给自己减减压。

现在，先让我们从"慢慢地吃"开始，让自己的生活节奏慢下来，舒缓下来。相信很多上班族都已经形成了囫囵吞枣、狼吞虎咽的速食习惯，我们几乎忘了"吃"能给予我们感官上极大的满足和享受。希望大家能认真地"吃"，享受"吃"的过程，这是减压的一个重要环节。

首先，别急着动筷子，先仔细端详你的食物，欣赏一下食物的外观、颜色、装盘和摆饰的模样。

然后闭上眼睛，享受一下食物的香气。看看自己能分辨出哪些香味是属于哪种食物吗？让你的鼻子来告诉你。

现在，你可以品尝了。认真品尝每一口食物，尽可能从嘴里分辨出食物的特殊口感与味道，试着比平常嚼得久一些。

快吃到一半时，暂停一下。当你再度动筷子时，一边吃，一边回想食物的味道，留在你口中的食物的味道和留在盘子中的有没有差别？

　　然后，专心地吃完这一餐。如果能学会关注你吃进肚里的食物，你便会开始留心用餐的环境，如餐具摆设、桌布的花色等，这都会让专心进食的练习更为投入。而且，你的胃一定非常喜欢这样。

　　除了认真吃饭之外，大家还可以试着理清自己正在做什么。每天我们都在跟时间赛跑，经常弄不清自己到底做了什么，甚至连忙碌的感觉也麻痹了，只是跟着时钟转。事实上，这种全自动的生活形态剥夺了我们享受生活的权利。

　　现在，先想想你每天为什么而奔波劳碌，把一周内的大小事项写下来。例如一早起来赶着梳洗、吃早餐、开车去上班等，然后把你最容易丧失现实感的事情和情况勾选出来，如果能注明时间更好。

　　审视你的清单，看看是否能找出让你过于忙碌的原因，整理出一个你的"忙碌行为模式"。

　　选择一件让你忙碌又觉得无趣的事，如洗衣服或洗碗，多花一些精力，谨慎地完成，这样的练习会让你意识到，正在做的每一件事，即使再小也会让你从中发现奥妙。

　　每一天都挑一件事情，细心地做，慢慢培养你对大小事物的敏锐观察力。

　　上面说的这些看起来似乎很简单，但认知跟执行完全是两码事，大家可以从现在起就试着动手去做，你会发现长期紧绷的神经真的能够得到放松，压力和困扰也能得到排遣，而你的胃肠，也会更加快乐轻松。

睡好睡足，懒人也能养胃

———— ＊ ————

如果我说睡眠不足容易导致倦怠、精神不集中，相信大家都不会有异议。可是假如我说睡不够容易出现胃病甚至诱发胃癌，很多人可能就会有疑问了，为什么呢？

虽然目前我们的医学水平还难以确定胃癌与睡眠不足的关系，但美国洛杉矶医学研究机构的研究发现，一般胃病发病率最高的是经常熬夜睡眠不足的人群，其胃病发病率是一般人的 3～4 倍，主要原因是这些人的胃里缺乏 TFF 蛋白。人的胃除了能分泌胃酸、胃蛋白酶消化食物以外，还能分泌一种有自我保护作用的 TFF 蛋白，这种冻胶状的黏液物质，能在胃黏膜上形成一种黏液膜，保护胃黏膜不被坚硬的物质或尖锐的物质所损伤。睡眠不足会造成 TFF 蛋白缺乏，这将会削减胃的自保能力，大大增加患胃溃疡的机会，而胃溃疡又可能发生癌变。

而且，这种名叫 TFF 蛋白的物质是弱碱性的，能够阻止胃酸对胃黏膜的腐蚀作用和胃蛋白酶对胃黏膜的消化作用。所以，尽管胃酸的酸度较高，胃蛋白酶的消化力较强，但由于有 TFF 蛋白对胃黏膜的保护作用，一般情况下也不会将胃黏膜腐蚀而引起胃病。这种 TFF 蛋白分泌的多少，会随着人体生物钟的节奏自动调整，一般在白天分泌较少，晚上分泌较多，夜间熟睡时分泌更多。根据测定，夜间熟睡时分泌的 TFF 蛋白，相当于白天一天分泌的 20 ～ 30 倍，所以爱熬夜而睡眠很少的人，胃不能在夜间熟睡时分泌较多的 TFF 蛋白，这会影响胃的修复和保护能力，因而容易出现胃炎、消化不良、胃溃疡、胃癌等疾病。

科学家拿小白鼠做实验的结果显示，睡眠不足会刺激老鼠的癌基因生长，令其胃部细胞生长速度加快，更容易引发癌症。所以，尽管我们不能说你每天睡不够就会引发胃癌，但显然长期睡眠不足也会形成一种压力，而压力会影响胃溃疡情况，继而产生癌变的可能。所以，对于每一个人来说，保证充足的高质量睡眠至关重要，对于预防和治疗胃病都大有好处。

可是我认识的很多年轻人，都是这样的状态——下班了，才是一天精彩生活的开始。"反正我们年轻嘛，身强力壮，少睡点觉没关系，白天得忙工作没时间享受生活，晚上当然要尽情娱乐啊。"于是，熬夜甚至通宵玩游戏、上网聊天、去酒吧消遣、看电视到后半夜、打麻将到天明……这样的情形在年轻人身上真是屡见不鲜。你是这样的吗？

假如长期这样，那就会"睡眠太少，胃病来找"。如果我们已经有了胃病，就更要注意保证充足睡眠，这样才能更好地养胃。

首先我们要保证睡眠时间。一般来说，成年人每天要有 7 ～ 8 个小时的睡眠时间，但也不能一概而论，我们要视个体差异而定。入眠快而睡眠深、一般无梦或少梦的人，睡上 6 个小时就足以完全恢复精力；入眠慢而睡眠浅、常多梦恶梦的人，即使睡上 10 个小时，也是很难恢复精力的。出现后面这种情况时就要注意提高睡眠质量，以获得有效睡眠，只是单纯延长睡眠时间，对身体是有害的。

另外，还要保证睡眠质量。我们每个人的正常睡眠由深睡眠和浅睡眠构成，两者交替出现，只有深睡眠才是有效睡眠，能对消除疲劳、恢复体力起到重要作用，但它在每昼夜的总睡眠时间里，仅占 15% 左右。人在夜间 0 点到 4 点之间容易获得深睡眠，正常成年人，一般在入睡 60 分钟后才会进入第一次深睡眠。因此，我们建议，没有睡眠障碍的成年人在晚上 10 点半前开始进行睡前准备工作，如洗漱、放松、上床，保证 11 点前入睡，1 个小时后顺利进入深睡眠，以保证良好的睡眠质量。尽管晚睡晚起睡眠时间看起来也够了，但是如果没有进入深度睡眠，质量是没有保证的。所以，无论怎样不建议大家熬夜。

很多人在睡了 10 个小时后起床，仍然觉得疲倦，而有些人只需要 6 个小时的睡眠，便可以重新精神焕发，这是因为除了睡眠长短的影响外，睡眠的质量对健康也有着不可估量的影响，而且你的睡眠质量高，那你需要的睡眠时间就可以少一些。所以提高你的睡眠质量，便是提高你的睡眠效率的第一秘方。这里有一些方法可以帮助大家提高睡眠质量：

不要在睡前吃东西，至少在睡觉前 2 小时内不要吃东西；

不要开灯睡觉，尽量在黑暗的房间里睡觉；

睡觉时要有新鲜空气，可以开窗或使用空气净化器；

每天坚持锻炼。如果你没有时间运动，那就坚持 15 分钟的晚间散步；

不在床上进行非睡眠活动，如看电视、工作、思考、阅读等，这些不良的习惯，会引发睡前兴奋，破坏睡眠的正常节律，从而导致失眠；

如果 20 分钟后还未入睡，应离开卧室，找一个舒服的地方坐着或靠着，远离书、电视、电脑，安静地待 20 分钟。可以静坐或冥想，待有睡意时再回到床上。如果一次不行，可以重复进行；

尽量早点休息，不论每天几点入睡，清晨都应该定时起床，即使是在周末和节假日，也应坚持固定的上床与起床时间，以此维持正常的睡眠—觉醒节律，提高睡眠效率。

试试这些方法，坚持下去，你就会发现自己的睡眠质量正在慢慢提高，而在深度睡眠中得到有效休息与养护的胃，也会越来越健康。

分而治之

不同人群的肠胃保健重点

　　自古耕种遵循"因地制宜"的原则，教书也讲究"因材施教"，说明根据个性选择适合的方式才能得到最好的结果。养护肠胃也是一样，不同性别、不同年龄的人群分别有最适宜的保养方式。不管女性还是男性，儿童或者老人，在肠胃保健上，都要根据自身特点，进行各有侧重的预防护理，如此才能达到事半功倍的效果。

女人肠胃重在暖，节食减肥需谨慎

——— * ———

对很多女性来说，美丽似乎比健康更重要。可是大家应该知道，只有身体健康了才能更加美丽，而只有养好肠胃才能让身体更健康。很多白领女性谈起女性保健是一套又一套，这说明大家在生活条件越来越好的情况下，开始注重对自己身体健康的调理。但是与此同时，很多白领女性都普遍有胃病。

虽然肠胃问题通常都不会让她们有太多的担忧，但是事实上肠胃紊乱，非常容易引起其他各种疾病的发生，直接影响到女性朋友的健康美丽。因此，假如大家想要美丽，不管你现在有没有胃病，都要注意肠胃的调理，尤其要关注两方面：一是暖胃，二是谨防减肥伤害肠胃。

我们先来看暖胃。和男人相比，女人是更容易怕冷的。因为男人身上的肌肉多，食量大，新陈代谢更快，因此体表要比女人温暖一些，而且从生理角度看，女人对冷比男人更敏感，男人皮肤里的"温度传感器"更迟钝，不如女人对冷热的反应那么迅速。所以，即使气温低时，男人身上仍然是热乎乎的，女人身上则是冷冰冰的。另外从中医角度来说，女人生性阴寒，所以怕冷；男人生性阳燥，所以怕热。因此，女人更怕冷，更需要暖胃。

身为女性的你，假如一到冬天就手脚冰冷，晚上钻到被窝里双脚还暖不起来，只要办公室的冷气稍微强一点，便会感到腰酸背痛……那就更需要暖胃了。尤其是胃及十二指肠溃疡发病有季节性，秋冬和冬春交替都是高发期，这两个季节交替期以及寒冷的冬季尤其要注意养胃。所以，女人最好少吃寒性、生冷食物，尤其是畏冷、手脚经常冰凉、容易伤风感冒，以及处于生理周期的女性更应该注意。建议女性冬天可多吃些大枣山药粥、五色粥等粥品，北芪党参炖羊肉、萝卜排骨汤能温补血气、增强体质和抵抗力，做菜时还可放些姜、胡椒、辣椒等有"产热"作用的调料。

接下来我们再看减肥节食。减肥这件事，女性都不陌生，并且减肥把胃减出毛病来的，临床上也屡见不鲜。我可见识过不少因为减肥饿出胃病甚至饿晕的女孩子，这样肯定是不好的，单纯靠节食的方式来减肥容易导致肠道过早老化。

我有一位患者是大学二年级学生，她从刚上大学就开始喝减肥茶，从那以后就几乎没有食欲，体重倒是从原来的63千克成功减到后来的不到50千克，但时常出现腹泻，面色也很枯黄，更令她烦恼的是，后来还出现了严重便秘，必须通过泻药才能正常排便。就是因为长期不规律的饮食和生活习惯，才导致她肠道中有益菌群失调，吸收功能受损，肠道功能老化了，所以才会严重便秘、面色晦暗。

女性朋友的这种爱美心情可以理解，我知道阻止大家瘦身减肥也是无效的，而且有些体重超重的人的确也需要减重。但是作为医生，我建议大家最好制订一个循序渐进和能够保证实施的计划，最理想的组合方案是降低热量的摄取，控制脂肪的摄入，加强锻炼并进行力量训练。千万不要因为急于追求效果而节食，进而给胃肠带来严重伤害。

男人关注直肠，别让癌症找上门

—— * ——

和女人相比，男人患胃病的比例相对偏低一点，但他们患直肠癌的比例则要高得多。为什么呢？我们可以想想看，一个中年白领男人的日常生活是怎么过的：每天要花 8 ～ 10 个小时坐在电脑前，2 个小时左右坐在沙发里看电视、报纸，3 个小时左右在各种交际场合觥筹交错……有多少人有时间运动呢？久坐不动和高脂的饮食习惯，是直肠癌高发的重要诱因。

而且，男人一般没女人那么在意容貌，所以对排毒这种事情不屑一顾，认为那是养颜的女人才需要做的事。可是殊不知，男人，特别是中年以上的男人，恰恰是更需要排毒的一群人，排毒的目的不只是养颜，更重要的是保证身体的健康。很多人会说："没问题，我身体没病没痛，这么强壮。"大家千万不要被表面现象所迷惑，难道你没有注意到自己的身体出现了一些问题吗？记忆衰退、臃肿不适、精力不济、食欲不振、面色无华……这是身体代谢不畅的表现，只是因为毒素还没有累积到一定程度所以没有出现严重疾病。

现在，我们一起来看下面四个选项，假如有其中一个你回答了"是"，那么你就要开始重点关注自己的肠道健康了。

喜欢高脂及油炸食物。比如蹄髈（猪皮、猪蹄、肥肉）、狮子头（五花绞肉＋油炸）、红烧鱼（油炸过），以及西餐中的沙拉、炸鸡腿、薯条和各式西点等，这些食物热能高而纤维素少，不利于肠道的蠕动。

经常性便秘。很多男性对一两天不排便并不在意，认为没什么大不了。但是滞留在肠道里的粪便，会变得愈加干结艰涩进而形成便秘，导致肠壁损伤和痔疮，其中的毒素积聚还易造成细胞病变，引发直肠癌。

每天运动量少于 30 分钟。整天在写字楼里不见阳光、出门又乘车的男性，忙得连阳光和新鲜空气都来不及吸收，那么，他们体内维生素 D 含量就会非常有限，对健康非常不利。因为没有紫外线的参与、没有运动的刺激，单纯补充维生素 D 则吸收率会非常低，而维生素 D 有预防直肠癌的积极作用。

便血。这是直肠癌最初的症状。与痔疮的血鲜红、量少呈点滴状不同，直肠癌的血偏暗，有时偏多；痔疮、直肠癌的表现都是先血后便，而胃出血大多是先便后血。无论如何，只要出现便血都不是好事，我们一定要多注意。

假如看到这里你觉得的确应该更加关注自己的肠道健康了，那么除了戒烟少酒之外，还要至少做到下面几点：

减轻肠道负担。随着生活水平的提高，大鱼大肉给我们提供了大量营养的同时也加重了肠道的负担。尤其要注意少吃油炸、腌制食物，这些食物让胃部的负担增大，同时也让肾脏的负担变大，这样导致的直接后果就是便秘或肚子上长肉。

吃大量高纤维的食物。多吃如干豆类、海藻类、地下根（茎）类，新鲜蔬菜及时令水果等。食物纤维不能被人体吸收，但是可以抑制糖类的吸收，起到防止血糖升高的作用，另外可以以它为核心吸附过剩的腐败蛋白，以及水分，有助于形成形态良好、干湿适度的粪便排出体外。

多喝水。 除正餐中的汤外，每日至少喝 5 ~ 6 杯水。水分不足时，无论使用何种方法，都难以预防便秘的发生，如果单纯补充高纤维的食物而不同时多喝水，可能会造成更加严重的便秘。

适度而规律地运动。 可促进身体机能，增强肠道消化、吸收和蠕动的功能，提高身体的新陈代谢率，同时可放松心情。要知道，精神压力也是便秘、痔疮发生的重要危险因素之一。

养成体检习惯。 建议从 30 岁就开始进行身体检查。检查方式主要有直肠指检、钡灌肠造影等，可根据身体情况及医生的建议来选择检查项目。

最后，不得不再提醒一下男性朋友，我们身处的社会压在男人身上的负担是很重的，男人往往承担更多养家糊口的责任，而他们往往也最不在意自己的身体，总觉得能扛过去就扛过去了。但为了自己和整个家庭着想，男性朋友们还是要多多关注自己的健康问题，毕竟，身体健康是一切的基础。

儿童肠胃娇嫩，注意预防护理

———— * ————

肠胃疾病在孩子身上常见而且多发。这是因为孩子肠胃娇嫩，很多对成人来说没有任何威胁的因素，都可能对孩子的肠胃造成刺激，影响孩子的肠胃健康。所以，为了呵护好成长中的孩子，让孩子健康成长，我们对孩子肠胃疾病的防治及护理应该多多了解，现在我们一起来看看孩子经常会患的肠胃疾病有哪些。

• 胃食管反流

周岁以内的婴儿，特别是早产儿，都存在不同程度的胃食管反流，而呛奶窒息也较为常见，年轻父母必须给予足够重视。

小宝宝短暂的食后反流多是生理现象，家长不必惊慌，也不需要特殊处理。平时喂奶时注意抬高宝宝的头部，少量多次地喂养，若需添加辅食，则食物以稠厚为宜，每次喂食后将孩子保持竖立体位，轻轻拍背 10 ~ 15 分钟，然后置侧卧位，有助于防止反流。

随着宝宝年龄增长，胃的贲门括约肌发育逐渐完善，大约 60% 的胃食管反流患儿于生后 12 ~ 18 个月会自然缓解，30% 患儿的症状会持续至 4 岁左右消失，所以大家不必太过担心。

• 慢性功能性便秘

便秘是 7 岁以下儿童最常见的症状。据统计，婴儿和小儿便秘占儿科门诊所有就诊量的 3%，占小儿肠胃病就诊量的 25%，其中大约 90% 为慢性功能性便秘。主要分为慢性运输型和出口梗阻型。慢性运输型主要表现为患儿排便次数减少，排便无便意；出口梗阻型主要是因为直肠及肛门括约肌功能障碍所致，有排便困难、肛门直肠阻塞感。现在我们已经公认，日常饮食中缺少纤维素是引起便秘的主要原因。目前，随着家庭经济条件的改善，独生子女偏食和挑食，常吃精细食物或"上火食品"，少吃或不吃蔬菜、水果，导致纤维素缺乏，肠蠕动减慢因而造成便秘。

对此，预防胜于治疗。婴儿出生后最好给予母乳喂养并保证足够的母乳量。半岁以上的孩子应该摄入含纤维素多的食物，比如新鲜蔬菜水果，平时不吃或少吃"上火"食物，比如油炸和红烧食物以及肉类、蛋类、花生酱等，每天适当喂些开水。

• 功能性消化不良

功能性消化不良在 6 ～ 13 岁的学龄儿童中非常常见，据统计，儿童功能性消化不良占儿科门诊所有就诊量的 8%，占小儿胃肠门诊的 30%，属于功能性肠胃病的一种。目前认为，这种疾病的发生与进食冷饮、冷食及有添加剂的补品过多，导致胃排空时间延长、胃肠动力障碍有关。其特征是，长期或反复食欲不振、烧心、呕吐、上腹部饱满不适、疼痛、嗳气、吃饭少、早饱等症状，久而久之，孩子也会变得面黄肌瘦、贫血、全身无力，机体抵抗力下降，容易生病。

引起功能性消化不良的主要原因在于日常饮食出了问题，所以在平时生活中我们要尽量按照正确的饮食原则为孩子安排三餐。

每天的营养素应该平均分配于三餐，同时可利用点心补充营养素及热量，一天至少喝 2 杯牛奶，补充蛋白质、钙质、维生素 B_2，豆浆也可以供应蛋白质。

深绿色及深黄红色蔬菜的维生素 A、β－胡萝卜素及铁含量都比浅色蔬菜高，每天至少应吃一份（约 100 克）。补充动物内脏，提供蛋白质、矿物质及维生素。

饮食的烹调方法应尽量简单、可口。因为孩子一般喜欢气味温和的食物，厌恶气味过浓的蔬菜及食物。如果孩子对某种食物特别厌恶，千万不要强迫他们进食，可以设法改变食物的形状、口味和烹调方式，尤其应该注意颜色搭配要美观，可以增加孩子的食欲。最好选择质地软的食物，切成丁状或条状，以可以一口吃下为原则，学习用汤匙或筷子时，食物要方便取用。

为了避免孩子偏食，要避免在他们面前批评食物的好坏，要减少零食，尤其是太甜或油炸食品，另外还要多让幼儿到户外活动，促进消化吸收。进入托儿所及幼儿园后，由于活动量增加，食欲自然增加，所以不必强迫进食。

所有的事业何时开始都不算晚，但是唯有我们的健康事业，从出生就必须开始重视，只有在儿童时期打好肠胃的基础，增强肠胃对疾病的抵御能力，长大之后才能减少患肠胃方面疾病的几率。

老人身体退化，肠胃保健讲究多

—— * ——

当我们到了老年的时候，身体的各个脏器功能都表现出不同程度的退化，这是无可奈何的自然现象，所以老年人往往会有心、脑、肝、肾等各方面的疾病，而且往往有老胃病，但是由于胃肠疾病似乎显得不那么致命，所以好像也顾不上管它们了。

可是我们已经知道，假如胃肠功能不好，消化吸收和排泄活动都会受到严重影响。身体不能吸收充足的营养，肠道堆积的毒素太多，抵抗力就会降低，就难以保证其他器官发挥正常功能。更何况，还有发病率极高的胃癌和直肠癌时刻在威胁我们的健康呢？

所以，老年人更要关注自己的肠胃健康，但是由于生理特点，老年人和青壮年人的肠胃保健重点有所不同，现在我们一起来看看具体应从哪几方面进行保健。

千万不要暴饮暴食。由于老年人的消化功能减退，解毒能力低下，血管弹性变弱，不少人动脉硬化，尤其经不起暴饮暴食所带来的危害。暴饮暴食会严重地破坏老年人的饮食平衡，加重肠胃负担，会引起消化不良，容易发生心绞痛或诱发心肌梗死。所以在吃东西时一定要细嚼慢咽，这既有助于食物消化吸收，又可以避免引起呛咳而突发其他疾病。

千万不要吃太饱。一般老年人每天消耗的热量比年轻人少，假如吃得太多，摄入的热量超过人体的需要，就容易肥胖，而老年人过于肥胖就容易得病。由于老人消化比较慢，食物在胃中停留的时间太长，会引起不舒服的感觉，造成消化不良。同时，还会使横膈的活动受阻，引起呼吸困难，增加心脏负担，可能出现心绞痛之类的症状，还会加重肝脏和胰脏的负担，影响健康长寿，因此老年人一定要节制饮食，吃饭宜少量多次。

尽量不吃冷食喝冷饮。虽然炎热的夏季适量喝些冷饮、吃些冷食有助于防暑降温和改善食欲，可是老年人胃肠黏膜已发生退化性变化，胃酸及各种消化酶的分泌逐步减少，致使消化功能下降。如果经常喝冷饮、吃冷食，可引起胃黏膜血管收缩，胃液分泌减少，导致食欲下降和消化不良。所以老年人要根据自己的情况，少吃或不吃冷饮冷食。

尽可能不要偏食。老年人由于胃口不好，常常可能会偏食，喜欢吃某一种食物，这是应该纠正的。因为食物有五味，营养要均衡，偏食对身体有害，因此日常饮食要清淡忌腻忌咸，饮食的品种要多样化并合理搭配，做到五味调和，满足人体对多种营养的需要。

尽量不要口味太重。由于老年人舌部的味蕾部分萎缩退化，味觉神经也比较迟钝，胃口欠佳，喜欢吃些口味浓重的食物来刺激食欲，但这对患有胃肠疾病的老人的病情不利。

食物不要太硬。老年人牙齿大多数已经动摇或脱落，咀嚼困难，因此食物应该煮烂、做软，以利于咀嚼及消化吸收，不宜吃坚硬难嚼的食物。

食物一定要新鲜。诚然，任何人吃东西都最好拣新鲜的来，但老年人尤其要注意，因为他们抵抗能力弱，而且消化腺分泌功能减弱，胃肠蠕动弱，如果食品不新鲜，携带了细菌等，更容易造成消化不良和肠道感染。

　　尽量不要喝浓茶。茶叶中含有大量咖啡碱，喝了容易令人兴奋，难以入眠。而且茶叶中含有大量的鞣酸，可以与食物中的蛋白质结合，形成块状的鞣酸蛋白，不易消化，甚至可导致便秘。长期饮用浓茶还会造成维生素 B_1 的缺乏及铁的吸收不足。所以老人不仅要少喝浓茶，而且饮茶要适时适量，假如饭前喝茶，会冲淡胃酸，影响消化，最好在饭后 20 分钟左右喝一些淡茶，可以解油腻清理肠胃，有助于消化。

　　不要酗酒。每天喝一点红酒可以促进肠胃蠕动，帮助吸收微量元素并软化血管，对老年朋友是有好处的，但如果饮酒过度变成酗酒，危害就很大了，不但对肝脏和胃损伤很大，还会影响到心血管和神经系统，带来非常严重的后果。

　　虽然老年人已步入人生的黄昏阶段，身体大不如前，健康必然出现各种问题，但是如果在肠胃上加强保健，让肠胃功能尽可能地不出大问题，在享受天伦之乐的同时，还可以享受美食，减少病痛，让老年生活更加幸福完满。

　　总的说来，肠胃健康是我们一生的事业，每个人都应该从年轻时开始重视自己的肠胃，尽早为自己储备健康资本。我们不能等到病痛出现，等到身体机能受损才去补救，越早懂得关爱肠胃、关爱身体，健康才越有可能与我们相伴到老！

如果医生得了肠胃病
Gastrointestinal disease

FONGHONG
凤凰联动出品